MON CORPS
EN DÉSACCORD

Anne Zamberlan

MON CORPS EN DÉSACCORD

document

avec la collaboration de
Jean-Louis Degaudenzi

FIXOT

A mon fils Eddy,
« tes sourires ont fracassé le mur de mes silences. »

A mes parents.
A mon ami Paul Dellès.

– Anne! Debout!

La classe tout entière attend. Petits fauves aux aguets, ennemis soudain, prédateurs. A l'appel de mon nom, on retient son souffle. Moi, j'hésite à ma place. Vacille. Panique. Le cœur qui se serre et l'impression que mon cerveau s'enfuit par mille pores. Je sais ce qui m'attend. Comme d'habitude, on va me donner en spectacle, me jeter en pâture à ces monstres.

La voix de la maîtresse s'est durcie. Plus haut, plus fort, agressive, elle répète :

– Allons! Debout! On se lève! Plus vite!

Je ne saurai sans doute jamais si elle agissait ainsi, l'institutrice de mes huit ans, parce qu'elle voulait sincèrement mon bien ou par méchanceté pure.

C'est cela le pire. Souffrir en se demandant désespérément et sans recours pourquoi on s'ingénie à vous faire tant de mal. Et n'être, en face de cela, qu'une gosse désarmée, dénuée de toute défense, en proie à l'hostilité gratuite d'un monde, grands et petits confondus, qu'on ne demande pourtant qu'à aimer, de tout cœur et à corps perdu.

Tous les regards sont vrillés sur moi. Je le sais. Je le sens.

Derrière mon dos, ce sont les plus terribles. Je ne les vois pas et ils me transpercent. Ils n'ont même pas besoin de se cacher pour briller de ce plaisir mauvais et sournois qu'ont les yeux des félins ou ceux des reptiles qui se délectent d'observer les affres de leur proie.

– A nous deux! jette la voix aigre de l'institutrice.

Au début de l'année, quand je suis arrivée dans cette classe, j'avais encore toutes mes illusions. Ce moment de l'appel pour la récitation, je l'attendais avec joie et impatience.

Dire un poème, une fable de La Fontaine, un passage d'histoire de France, c'était, pour moi, quelques minutes de joie intense. Je m'exprimais.

Je mettais tout mon cœur, toute mon énergie de petite fille candide à apprendre ces mots. Pour les confier ensuite à ma voix, à son pouvoir merveilleux de capter l'attention des autres.

Instant magique!

Ineffable sensation de triomphe en constatant qu'ils sont tous, jusqu'au dernier, suspendus à mes lèvres. Et, par-dessus tout, que la partie est définitivement gagnée quand je surprends le sourire approbateur de la maîtresse.

La maîtresse. Cette véritable déesse toute puissante de l'enfance à qui nous voulons tous nous identifier, ressembler.

Au lieu de cela, quand elle m'appelle, cette institutrice, la mienne, dès que sa voix résonne de mon prénom, au lieu de m'admirer, les autres écoliers s'apprêtent à pouffer sournoisement derrière leur cahier de textes.

Tandis que moi, je fonds littéralement d'angoisse.

Mes jambes ne me portent plus. Elles refusent d'obéir à cet ordre terrifiant de me mettre debout, à la merci de tous. Un crabe me tord l'estomac. Mon cerveau se dilue. Je donnerais tout pour m'enfoncer dans le mauvais plancher de la classe. Au-delà de mon pupitre, de mon banc, de l'air libre, de toute cette méchanceté soudain cristallisée sur moi.

Et pourtant, j'obéis. Est-ce moi ou une inconnue, que je déteste alors, qui se lève ? Dont les lèvres se crispent en une douloureuse parodie de sourire ?

Elle dit, la maîtresse :

– Tu as encore grossi.

L'inconnue répond : « Je ne sais pas, mademoiselle... » ou bien rien du tout. Et je cherche, effarée, du secours autour de moi. En vain. Je ne rencontre que des visages moqueurs ou malveillants.

Elle dit encore, la maîtresse :

– Debout !

Je le suis déjà. Mais je pense qu'elle ne veut pas qu'il subsiste le moindre doute. C'est moi et pas une autre que l'on met à la torture.

– Montre-toi ! Que tous les autres te voient bien !

Comme si toute leur attention, à cet instant précis, n'était pas braquée sur moi ! Comme si je n'étais pas déjà et irrémédiablement le centre, le point focal de toute leur malveillance !

– Tu es grosse, Anne ! Tu es trop grosse !

Dans la classe, il y en a qui osent des « Oh oui ! », des « Tu parles ! », et d'autres trucs beaucoup moins gentils. Ne sont-ils pas assurés de l'impunité ? Ne sont-ils pas du bon côté de la barrière ? Et d'ailleurs, dans ce genre de situation, on ne sait jamais qui a parlé, lequel ou laquelle a persiflé, quelles lèvres innocentes ont distillé le venin de l'injure.

C'est les autres, tous les autres, le grand nombre, la norme.

Gros tas ! Grosse patate pourrie !

Déjà le verdict général, unanime. Anonyme.

Je voudrais fuir. Me retrouver loin, n'importe où pourvu que ce soit ailleurs. Ne plus sentir la brûlure de leurs regards à tous sur mon corps, mon pauvre corps impudiquement dévoilé par les mots terribles de cette institutrice.

Mais je suis rivée là. A leur merci.

Rien que mes yeux pour m'échapper. Et où qu'ils se portent, ils ne rencontrent que des choses indifférentes, statiques, étrangères. Quand mon regard les appelle à l'aide, elles deviennent hostiles. Une carte de géographie au mur. Elle me fait peur. Un dessin d'enfant punaisé au-dessus du portemanteaux. Il me nargue. La mienne, d'enfance, je sens obscurément qu'on est en train de me la voler sans retour.

Même la cour dehors, par la fenêtre, est d'un seul coup plus grise que n'importe quelle triste cour d'école ordinaire.

Mon cœur qui bat.

Est-ce que tout le monde l'entend ?

J'ai l'impression qu'il résonne comme un gigantesque tam-tam dans tout ce corps, mon corps, auquel je ne prêtais pas attention il y a seulement quelques minutes. Mon corps. Elle doit avoir raison, la maîtresse. Maintenant il me semble qu'il a démesurément enflé. Il est des milliers, des millions de fois plus gros que moi-même. Mon esprit n'arrive plus à en faire le tour, à en toucher les parois. Je ne parviens plus à m'y repérer.

Ça fait mal.

Ça *me* fait mal. Comme on a mal quand on est grosse. Avec le sentiment inné de l'injustice au cœur, au ventre. En se demandant ce qu'on a fait à Dieu, au diable et au monde entier pour souffrir autant.

Elle ne se rend pas compte, l'institutrice. Elle s'en fout. Imperturbable, elle enfonce le fer dans la plaie. Elle dit encore :

– Est-ce que tu en as parlé à tes parents ? Est-ce qu'ils font enfin quelque chose pour ça ?

Je fais non de la tête.

Je la supplie intérieurement, de toutes les fibres de ma chair, de cesser enfin cette torture. Mais les mots pour aller jusqu'à elle ne me viennent pas.

– Alors il faudra que ce soit moi qui le fasse...

Si je pouvais pleurer au moins. Il me semble que tout irait mieux. Que mes larmes, je ne sais pas, moi, jetteraient un voile entre le monde et ma souffrance. Mais c'est impossible. Paralysie des yeux.

Inconsciemment, malgré mon jeune âge, je dois savoir ou avoir compris que les gros, les grosses, ça ne pleure pas. Du moins pas en public.

Ça ne va pas avec leur image.

On ne les croirait pas.

On n'est pas gros par malchance ou fantaisie malveillante de la nature. On l'est par sa faute. Comme au temps où l'on était censé payer le prix des plaisirs solitaires et interdits.

Cela, je ne l'ai compris que plus tard. A l'époque, debout face aux sarcasmes de toute une classe liguée contre moi, je ne pouvais le sentir que confusément, comme une vague menace dans l'obscurité enfantine de ma souffrance et de mon angoisse.

En ce temps-là, je n'avais que huit ans. Je n'étais qu'une petite fille brune de la banlieue parisienne, avec de grands yeux noirs et une queue de cheval.

Stupidement spontanée comme on peut l'être à cet âge, j'avais cru être comme les autres, parmi les autres, les petites filles de huit ans, jusqu'à ce que cette maîtresse, trop zélée ou simplement cruelle, ou les deux à la fois, m'apprenne que j'étais différente.

Que j'étais une grosse.

Elle en a parlé à mes parents, comme promis. Comme redouté.

Je pense qu'ils sont tombés de haut. Je n'ai pas assisté, bien sûr, à la conversation. C'était l'institutrice qui parlait et cela voulait dire quelque chose à cette époque. Eux, ce sont des gens simples, dépourvus d'états d'âme inutiles. Ils m'aimaient. Ils m'aiment toujours. Sans condition. Comme tous les parents du monde, ils voyaient leur enfant à travers eux-mêmes, leur affection, leur vocation de parents.

Pas avec le regard critique et justicier des autres, des normes.

Sans doute pensaient-ils, au pire, avoir une fillette un peu ronde. Disons grassouillette, quoi ! Il y en a d'autres.

Et alors ? Pour un homme et une femme du peuple comme mon père et ma mère, ce devait être plutôt un signe de bonne santé que le fait d'être dodue, voire un peu enrobée. « Il vaut mieux faire envie que pitié », dit le proverbe. C'était encore plus vrai dans ces années-là – en 1958 –, la guerre et son cortège de privations n'étaient pas si loin.

Dodue, grassouillette, enrobée, d'accord, mais pas obèse !

Ce mot horrible entre tous, ces trois syllabes bancales de cauchemar qui me poursuivront toute ma vie, que je hais du plus intime des fibres de mon être, c'est l'infirmière de l'école qui les a, je crois, prononcées pour la première fois.

– OBÈSE ! Ma pauvre fille, tu es OBÈÈÈSE !

Je n'oublierai jamais.

Elle appuyait de façon obscène, impudique, ordurière, sur la deuxième de ces syllabes honnies. A m'en donner la nausée. D'ailleurs, il me semblait que c'était moi qui la lui donnais, la nausée. Elle paraissait vouloir me convaincre une bonne fois pour toutes que j'étais une outre d'excréments.

O-bèèè-se !

Est-ce l'institutrice, que je me suis mise à détester de

toute mon âme, qui m'a conduite à elle pour justifier médicalement les avanies qu'elle me faisait subir ? Mes parents affolés qui ont demandé une visite ? Est-ce que cela s'est passé lors d'un contrôle de santé de routine, à l'école ?

Je ne m'en souviens pas vraiment. Un contrôle médical peut-être. Parce que ce qui me reste – douloureux écho toujours aussi lancinant au fond de ma chair, toujours aussi présent, d'une terreur aussi vieille que moi –, c'est le souvenir de ce couloir morne où je ne veux pas me déshabiller.

Je ne suis pas seule.

Il y a d'autres enfants qui, comme moi, attendent leur tour. Eux, ils ôtent leurs vêtements sans le moindre problème. Avec les plaisanteries pas toujours du meilleur goût, les rires, le chahut qui président d'ordinaire à ce genre de situation. On imagine.

Mais en ce qui me concerne, les vexations de la maîtresse ont fait leur chemin. Les qualificatifs dont les autres m'affublent désormais aussi.

Un enfant blanc et un enfant noir qui jouent ensemble depuis leur plus tendre enfance ne voient pas leur couleur de peau respective. Il faut, pour qu'ils en prennent conscience, que le monde des adultes leur apprenne leur différence.

Pour moi et mon embonpoint – mon obésité désormais –, c'est exactement la même chose. Avant cette institutrice, les autres se comportaient de façon normale avec moi. Du moins, il me semble. Sinon je m'en souviendrais, non ?

J'étais Anne. La petite Anne. Simplement. Le plus évidemment et le plus naturellement du monde. L'une d'entre elles parmi eux. Pas différente. Juste un peu plus délurée, peut-être, que la moyenne et de loin la meilleure aux billes !

Maintenant, c'est autre chose. Surtout lorsque

l'ambiance est à l'orage ; au moindre incident, je deviens un « tas », « une grosse noix de coco », « une grosse patate pourrie ». Quand ce ne sont pas des « grosse vache à lait » et parfois pire. Mais où commence le pire...

Dans une bouche d'enfant, les mots, c'est du fer rouge, de la poix brûlante, de l'acide quand ils sont prononcés pour blesser. Les gosses ne font pas de prisonniers. Leurs victimes, ils les achèvent toujours. L'enfance, c'est parfois le paradis, l'âge d'or. Plus souvent la curée.

Et dans le monde des enfants, les gros n'ont pas plus leur place que dans celui des grands.

Alors j'ai peur ce jour-là.

Un effroi viscéral dont je suis de plus en plus souvent familière. Cerveau vide. Et ce crabe qui est de retour au fond de mon ventre.

Je ne veux pas me déshabiller. Je ne peux pas.

Impossible de m'exhiber nue à leur merci. Donner mon pauvre corps que je sais désormais bouffi, adipeux, horrible, en pâture à leurs quolibets.

Dans ce couloir de bout d'école de banlieue, ripoliné d'un beige sale, hostile, je serre ma petite robe dérisoire sur ma pauvre poitrine d'enfant trop grasse.

Et toujours trop peur, ou trop honte, pour pleurer...

– Tu te déshabilles, la grosse ! Plus vite que ça ! Pas que ça à faire, moi !

L'infirmière a passé sa tête de vieil oiseau revêche par la porte vitrée de son antre et parlé sur un ton qui ne supporte pas de réplique.

Je n'ai pas le choix. Voilà. Je suis nue. Je tremble. Il me vient une mauvaise chair de poule.

– C'est à toi, m'avertit une gamine qui en a terminé et s'esquive, fine et alerte comme une jeune truite.

Elle n'a laissé la porte qu'entrouverte. Cela suffisait pour elle. Souple, svelte et tout. Je prends encore plus douloureusement conscience de mon corps à moi.

Cette porte, je n'ose la pousser davantage. Je me glisse comme je peux dans l'entrebâillement de cette salle maudite. J'apprends insconciemment les gestes gauches des hors norme. Petit tas craintif et vaincu malgré moi de pauvre môme que je suis.

– Avance ! Je ne vais pas te manger !

L'infirmière à la voix de crécelle et au faciès de choucas ne m'a pas encore vraiment détaillée. Pour l'instant, à contre-jour, elle s'affaire à ranger ses formulaires, ses fioles, des instruments. C'est par routine qu'elle m'accueille par ces mots. Tous les enfants du monde ont plus ou moins horreur des contrôles médicaux. Moi, les mots en question, c'est en plein cœur que je les prends. Je ne fais déjà plus partie de ce « tous les enfants » de l'enfance...

Jusqu'au moment où elle pose tout à fait les yeux sur moi, je suis encore pour elle une petite fille insignifiante, une gamine normale. Maintenant, elle me voit pour de bon. Et rien qu'à son regard par lequel elle m'évalue en tous sens-hauteur, largeur, volume –, je sens que c'est aussi dans sa tête à elle que je viens de basculer de l'autre côté, celui des monstres.

– Approche !

Entre elle et moi, il n'y a que quelques mètres. Six, huit pas à tout casser. Ils me paraissent un abîme.

J'ai l'intuition que je vais me noyer si j'essaie d'aller jusqu'à cette femme qui m'intime l'ordre d'avancer. J'étouffe déjà. L'angoisse qui me submerge ; le crabe de mon ventre qui fouaille de plus belle. Sous mes pieds nus, le carrelage est glacial. Et pourtant, je brûle de partout. Il n'y a pas de mots pour décrire cette terreur.

J'ai envie... je devrais sans doute lui hurler : « Venez me chercher ! Je vous en prie ! Madame ! Je ne suis qu'une enfant ! Je ne suis pas responsable ! AIDEZ-MOI ! »

Et je ne dis rien.

Je n'appelle personne, ni elle, ni ma mère, ni personne à mon secours. J'avance quand même. Ou plutôt quelqu'un avance à ma place dans ce corps difforme qu'on ne m'autorise plus à habiter.

Elle a dit des mots comme « adipeuse », « graaaasse », « obèèèse ». A la manière dont on parle de matières fécales, d'ordures. Enfin, du moins est-ce l'impression visqueuse et nauséabonde qui s'est déposée en moi pendant qu'elle parlait, m'analysant, me palpant. Une impression qui ne m'a jamais quittée et qui ressemble à un sédiment abominable dont, sans doute, je ne me débarrasserai jamais tout à fait. Quoi que je fasse.

Elle m'a mesurée, pesée, tripotée, avec une impudeur et une sorte de dégoût au bout des doigts qui trahissait toute l'ignominie dans laquelle on me tiendrait désormais. Elle a de nouveau répété les terribles sentences. Je n'entendais plus. Il n'y avait maintenant dans toute ma tête qu'un immense vide vrombissant.

La petite Anne était passée définitivement au-delà de la honte, de la peine, de l'angoisse...

Dans le monde de la différence.

Sous la dictature du handicap.

Avertis, convoqués, mes parents affolés m'ont traînée à Paris, en consultation, à l'hôpital des Enfants-Malades. Comme de l'institutrice, de l'infirmière, je me souviendrai jusqu'à la fin de mes jours du spécialiste qui m'a reçue.

Un endocrinologue. C'est ainsi que l'appelaient les adultes. Rien que ce nom, inconnu et barbare pour une gamine de mon âge et de mon état, me terrifiait.

L'épreuve fut encore moins humaine, si c'était possible, que les précédentes. D'un médecin, on attend compréhension, respect de la personne, un peu d'amour au moins pour le genre humain au désespoir qu'on représente. C'est ce pour quoi il est là ou se dit tel, non ? C'est inscrit en toutes lettres dans le serment qu'il doit prononcer à la fin de ses études, juste avant de se consacrer pleinement à son art.

Celui-là m'a traitée de « tour de Babel ». Il avait un vieux rire gras et sinistre en le disant. Je ne revois plus son visage. Aujourd'hui, il est peut-être mort ou très célèbre. Mais ce rire, je l'entends toujours dans le fond de ma mémoire. Et il se plante en moi, comme un clou, à chaque fois qu'il m'arrive d'y repenser.

Un rire qui s'arrête net pour faire place à une voix cassante, définitive. Un couperet de l'âme. Une voix qui jauge la graisse de mes huit ans. Des mains qui palpent à leur tour, indiscrètes, impudiques. Sans chaleur. Des instruments de chair pétrissant la chair. La mienne.

Et des mots : surcharge pondérale... Balance ! Obèse...

Des mots qui allaient me poursuivre pour toujours. Des grilles soigneusement dressées pour m'enfermer dans la plus invisible, mais la plus solide, des prisons.

Mais de compassion, point. De compréhension, moins encore. D'humanité, aucune.

Je me dis que j'étais peut-être trop petite pour que l'on fasse attention à moi en tant que personne. Je n'avais que huit ans, c'est vrai ; mais j'étais déjà une autre.

A tout jamais une autre.

L'école avait détruit celle que j'aurais dû vraiment être. Volée, saccagée, désertifiée cette enfance à laquelle, c'est un lieu commun de le dire, nous avons tous droit.

A cause de cette institutrice dont ma mémoire et mon corps meurtris ont conservé, trait pour trait, mot pour mot, geste pour geste, les comportements assassins, je ne serai jamais devenue cette « maîtresse » que toutes les petites écolières ont rêvé d'être un jour.

Ma mère aussi l'aurait tant voulu, que je la devienne...

A cause de cette infirmière, de ce médecin, puis d'autres

grands professeurs pontifiants et dédaigneux que j'ai dû voir par la suite, je ne suis qu'une grosse. Une obèse, puisqu'il faut employer ce mot atroce. Une âme en prison dans un corps qui, selon les normes, n'est pas de mise.

Et pourtant, je vis.

Je vis corps et âme, cœur aussi surtout.

Comme Shylock, le juif de Shakespeare, un autre exilé des conventions toutes faites, je ris, je pleure, je souffre, j'aime et je peux haïr. Oh oui, je peux haïr ! J'ai parfois certaines bonnes raisons de ne pas aimer mes semblables.

J'existe donc. A plein temps.

Il m'arrive même de parvenir à être moi-même.

A bien des années de là, une autre petite fille à laquelle je ressemble beaucoup, court à perdre haleine, la peur au ventre, dans les ruelles sombres de la ville.

Ma mère.

C'est la guerre.

1941. Les troupes de l'Allemagne occupante sont à Carcassonne, la vieille cité des remparts occitans, qui représente pour elles une position hautement stratégique sur le canal du Midi.

Tout est réquisitionné. On a faim, surtout chez les petites gens que sont mes grands-parents. Du mauvais pain strictement rationné. Pas de beurre. Encore moins de viande. Et pas de lait pour les enfants en bas âge.

Il en faudrait pourtant pour nourrir les deux petits frères de maman, Joseph et Georges, mes deux oncles. Marie, ma grand-mère, a appris que l'on pouvait s'en procurer un peu au marché noir, à l'autre bout de la ville, dans le quartier de la Trivale.

Il faut s'y rendre de nuit pour éviter d'attirer l'attention, par des rues détournées et peu fréquentées par les patrouilles qui sillonnent la cité après le couvre-feu. Envoyer une enfant faire cette course, c'est moins risqué. Marie-Louise, ma mère, est vive, débrouillarde autant que discrète. C'est donc elle qui ira. Elle n'en est pas à sa première course de ce genre. Elle saura passer inaperçue.

Serrant son billet dévalué dans le creux de sa main pour ne pas le perdre, la petite fille n'a pas eu de problème à l'aller. Tous les sens aux aguets, à toutes jambes, frissonnant à la moindre alerte, petit renard rusé et insaisissable, elle s'est faufilée par la ville basse sans pratiquement rencontrer âme qui vive.

C'est l'automne. Il commence à faire vif. Partout des volets clos sur des intimités craintives. Dans les rues désertes, les feuilles mortes des platanes tourbillonnent au vent aigre qui hante de son mugissement inquiétant impasses et venelles. Le ciel est bouché, noir d'encre. Pas de lune. Une nuit idéale entre toutes.

Marie-Louise a échangé son billet froissé contre une bouteille de verre aux trois quarts pleine d'un bon lait crémeux comme on n'en voit plus ces derniers mois. La voilà sur le chemin du retour.

Elle a déjà couvert sans encombre une bonne moitié de la distance, son précieux fardeau soigneusement dissimulé sous sa rêche pèlerine d'écolière. Ombre parmi les ombres, elle va, prompte et furtive, se glissant sans bruit entre les rafales du vent, petite clandestine responsable du lait de ses frères.

La rue qui descend dans la direction du canal est maintenant en face d'elle. Bientôt elle sera rendue. La maison de mes grands-parents se trouve en effet en bord d'eau, au milieu des aulnes et des saules.

Un bruit de bottes.

Ce rythme tant détesté, tellement redouté, des talons métallisés qui vont à la rencontre du pavé. Massif. Entier. Uniforme et terrible dans sa discipline. Qui emplit et fait retentir le vide de la nuit.

Le rythme de l'oppression et de l'interdit.

Ils viennent par l'une des voies latérales.

Le cœur de la petite Marie-Louise se met à battre à tout rompre. Si près du but. Alors que tout allait si bien. Qu'elle n'avait jusqu'alors rencontré aucune patrouille.

Ils sont là, tout proches. Ils vont surgir à moins de cinquante mètres d'elle. En plein dans la rue où elle se trouve. Il n'existe à proximité aucun porche où se dissimuler, aucune zone d'ombre qui soit suffisamment dense pour s'y fondre pendant qu'ils passent. Nulle ruelle, que ce soit sur la gauche ou sur la droite, pour leur échapper.

Prise au piège!

– *Halt!*

Ils l'ont vue.

Le vacarme discipliné des bottes est resté brusquement en suspens dans la nuit. Il n'y a plus, sur la ville, que les gémissements agressifs du vent et, dans la poitrine de l'enfant affolée, les coups de boutoir douloureux de son cœur.

Marie-Louise vit l'effroyable certitude que c'est fini, qu'on va se saisir d'elle, la livrer aux pires supplices, qu'elle va mourir. Démente angoisse dans sa chair de petit animal traqué.

Elle se met à courir. Droit devant elle dans la rue qui dévale. Elle n'a pas le choix. Ne sait comment ses jambes parviennent encore à la porter. Elles vont sous elle. Malgré elle. Sans elle.

Derrière, on s'agite. On hurle dans une langue qu'elle ne comprend pas. Elle ignore s'ils tireront ou non sur une gamine. On raconte tellement de choses horribles sur eux.

La poitrine en feu, l'estomac au bord des lèvres, elle parvient enfin à échapper à leurs regards en se jetant dans une ruelle obscure, à sa droite.

Plus loin, elle le sait, il y a une venelle presque invisible, qu'il faut connaître pour l'emprunter de nuit et par le biais de laquelle il lui reste peut-être une maigre chance de se perdre dans le dédale de la vieille ville.

Si elle parvient à l'atteindre avant qu'eux n'obliquent à leur tour dans la ruelle qu'elle remonte à toute allure.

Les chiens hurlants et bottés sont loin d'être aussi rapides qu'elle. Peut-être lui reste-t-il une chance. Oui. Le passage qu'elle cherche n'est plus qu'à quelques mètres. Le voici, bouche d'ombre pratiquement invisible pour qui n'en connaît pas l'existence. Elle s'y engouffre comme un lièvre hors d'haleine dans son terrier enfin rejoint.

Sauvée !

Marie-Louise ne ralentit pas pour autant sa course. On hurle toujours derrière elle. Métal de ces voix étrangères et des talons se précipitant dans le désordre. Ils l'ont perdue de vue. Il leur faudra maintenant beaucoup de chance pour la retrouver.

Il fait sombre comme à l'intérieur d'un four dans la venelle. La petite fille devine à peine les arbustes et les vignes parmi lesquels se blottissent les maisons basses et obscures. Aucune lumière ne suinte aux fenêtres. Aucun bruit ne lui parvient.

Marie-Louise se fond dans la nuit propice. Toujours courant, cœur en folie, la tête qui lui brûle, évitant de son mieux l'obstacle des pavés disjoints auxquels se heurtent maintenant ses fines sandalettes. Elle doit mettre toute la distance qu'elle peut entre elle et ses poursuivants.

De jour, gamine agile et preste, elle aurait évité sans peine ce mauvais nid-de-poule au milieu de l'étroite chaussée. De jour. Dans l'obscurité et son affolement, elle donne droit dedans.

C'est la chute. La rencontre brutale du petit menton contre le pavé. La bouteille de verre sous la pèlerine qui éclate. Les bouts de verre acérés qui mordent cruellement la main qui n'a pas voulu abandonner son précieux chargement.

Marie-Louise n'a pas crié.

Là-bas dans la ruelle, les bottes métalliques s'éloignent. Les ordres et les injonctions se sont tus. Mais on ne sait jamais. Tout s'entend dans la nuit. Il n'est pas question qu'elle leur signale sa position par le moindre gémissement. Toute la souffrance de la terre ne parviendrait pas à desserrer les lèvres de l'enfant courageuse.

Ils ne la prendront pas.

Elle ne criera pas non plus. Versera tout juste une larme vite étouffée quand, le lendemain, il faudra qu'on opère sa main blessée par les éclats de la bouteille – une blessure cruelle avec des risques d'infection. Avec la guerre et les restrictions de toutes sortes, on ne dispose même pas des médicaments les plus indispensables : le scalpel tranchera à vif un bout de doigt qu'il faut absolument amputer.

Ma mère se souvient encore aujourd'hui qu'elle avait eu plus de peine, ce jour-là, pour le lait bêtement gâché que ses frères ne boiraient pas, que pour ce tout petit morceau d'elle-même volé à tout jamais à son intégrité par la bêtise et les injustices de la guerre.

Bêtise et méchanceté gratuites qui marquent de façon indélébile une enfance, comme la mienne le sera à son tour par les sarcasmes inhumains d'une institutrice, d'une infirmière ou d'un prétendu spécialiste en je ne sais quoi.

En me racontant ces choses, des années plus tard, ma mère ne me préparait-elle pas, inconsciemment, aux mauvaises surprises des jours qui m'attendaient ?

Je me souviens de sa rage – tremblante, pleurs dans la gorge – quand elle se remémorait le lait perdu, la faim qui leur crochait le ventre, surtout aux tout-petits. Quand elle allait avec d'autres enfants, sous les fenêtres de l'hôpital militaire de la ville, pour récupérer à même la poussière de la rue, quelques pauvres frites froides et souillées.

Des soldats aussi gras qu'hilares, que l'on soignait dans les étages, les jetaient avec des quolibets aux gosses qui se pressaient en bas, maigres, hagards.

Bêtise et méchanceté humaines.

La vie n'avait pas été tendre non plus pour la famille de mon grand-père. Ni tendre ni facile.

Mon grand-père était de forte race.

Je me souviens de lui : maigre, interminable, avec ses yeux gris-vert, clairs, tendres, profondément enfoncés dans leurs orbites, et son sempiternel béret...

En le revoyant dans ma mémoire, il me revient irrésistiblement l'image de ces vieux ceps, torturés et inébranlables, qui sont capables d'affronter n'importe quel événement. La terre ne leur a pas donné grand-chose qu'ils n'aient dû aller lui arracher très loin, très profond, avec une volonté âpre et une infinie ténacité. Le soleil, le vent, les frimas les ont cruellement tordus. Un courage immense et silencieux les habite. Toutes les tempêtes du monde ne parviendraient pas à les arracher à leur détermination.

Il s'appelait Louis, ce grand-père, et il était né en Espagne, dans les Asturies, en 1898. Sans être immensément riche, la famille dans laquelle il avait vu le jour était plus qu'aisée.

Éleveur et maquignon, son père à lui s'occupait de bétail. Des chevaux surtout et quelques *toros*. Il avait épousé une maîtresse femme, mon arrière-grand-mère, qui lui avait donné huit enfants.

Louis était l'aîné. Il m'a souvent parlé de sa mère. Je crois aujourd'hui qu'elle fut tout, et plus encore, pour lui. Aimante et énergique à la fois, elle élevait ses enfants tout en secondant son mari de main de maître.

C'est d'ailleurs à la tâche qu'elle mourut. Un beau

matin, en faisant le tour de son domaine à cheval, enceinte de son neuvième bébé! A l'ouvrage. Dure et fière, j'imagine, comme ces Espagnoles dont je descends.

Je veux croire, en toute modestie filiale, qu'il y a quelque chose d'elle en moi.

Quand tout va mal, quand les orages et les calamités s'accumulent au-dessus de ma vie, je parviens toujours à puiser au fond de moi, en d'obscures racines dont je n'imaginais pas la présence, l'énergie de faire face, de renaître.

C'est ainsi.

Le sang de cette amazone coule dans mes veines. C'est un peu de son cœur aussi, je crois, qui bat dans ma poitrine.

Son mari, mon arrière-grand-père paternel, ne porta pas longtemps son deuil. Il se remaria très vite avec une autre femme qui ne tenait pas à assumer la responsabilité des huit gosses de celle qui l'avait précédée dans le cœur et le lit de son nouveau mari.

Elle fit régner dans sa nouvelle famille une atmosphère telle que mon grand-père préféra quitter la propriété familiale avec ses sept frères et sœurs. Il les prit sous son aile et en assura désormais entièrement la charge.

Pour eux tous, ce fut le chemin de l'exil. La France. Du jour au lendemain, ils devinrent pauvres mais libres, heureux et désormais dignes, débarrassés pour toujours de leur insupportable marâtre.

Ma grand-mère était une exilée, comme lui d'origine espagnole. Elle était venue, pour sa part, des îles Baléares, en compagnie de ses quatre frères et sœurs. Là-bas, c'était la guerre civile, les atrocités de toutes sortes et la famine.

Elle était brune, elle était belle et ils se sont aimés.

Marie-Louise – ma mère – et ses deux frères sont nés avant la guerre. Comme je l'ai dit, ce n'était pas la richesse à la maison. Pas la misère non plus. Toute la famille s'est installée à Carcassonne, au premier étage d'une maison modeste, au pied des remparts. C'est là que j'ai vécu mon enfance. Par la suite, après que nous nous soyons déplacés dans la région parisienne, j'y suis régulièrement retournée en vacances.

Jours heureux. Jours sans histoires. Souvenirs un peu flous qui nichent dans les brumes chaudes et douces de la mémoire de mes premières années. Avec l'odeur de l'eau. Des feuilles froissées par les courses folles de l'enfance. De la terre après les pluies d'été quand le soleil encore timide irise le canal et distille les douces senteurs du sol dans l'air rafraîchi.

L'argent, je l'ai dit aussi, ne venait pas tout seul. Mais ces grands-parents-là, les miens, étaient solides, courageux, aimants.

Avec deux bras volontaires et du cœur à l'ouvrage, on nourrit les siens. Les vêtements des gosses ne sont peut-être pas toujours neufs mais ils sont propres et frais, séchés au grand vent qui descend des montagnes, pleins d'odeurs d'herbe et de feux de bergers.

Les distractions, les loisirs, tout cela est rare, d'une simplicité presque biblique. Un verre de vin du pays avec des amis dans la fraîcheur d'une tonnelle. L'accordéon du dimanche qui fait danser les cœurs et les filles aux éclats de rire qui ressemblent à des fontaines. Une sortie parfois, un déjeuner sur l'herbe, au bord de l'eau.

La guerre est finie.

La vie reprend, normale.

Marie-Louise grandit. Elle rêve de devenir couturière. Ce métier l'attire depuis sa plus tendre enfance. La douceur des étoffes, la magie des couleurs, le plaisir de créer un modèle l'ont toujours fascinée. Tout enfant déjà, elle passait des heures à contempler robes et chandails dans les magazines.

C'est décidé. Louis ne dispose que de peu de moyens, mais on fera un effort, on se privera sur autre chose : pour réaliser son rêve, il faut inscrire la petite dans une école à la hauteur. La meilleure du coin est un établissement religieux tenu par des sœurs où elle pourra apprendre tout ce qui est nécessaire à son futur métier. La scolarité est chère mais ce sacrifice en vaut la peine.

Cela convient à ma grand-mère à double titre. D'abord sa fille trouvera là le meilleur enseignement qui soit. Et puis elle recevra dans cette école une éducation chrétienne.

Car la femme de Louis est très croyante. Animée d'une foi simple et vraie, profonde et généreuse dans laquelle elle puise la force d'affronter les épreuves d'une vie rarement facile.

Plus tard, quand je viendrai en vacances dans la maison au bord du canal, elle me laissera accéder à « sa boîte à secrets » où elle rangeait les humbles choses auxquelles elle tenait le plus.

Je me souviens toujours – aujourd'hui encore avec plus d'émotion que jamais parce que je sais que, très loin et très âgée, elle prie encore pour moi – des vieilles images pieuses qui dormaient dans cette fameuse boîte de carton. Des vierges aux douces couleurs pastel, rose, bleu ciel et lilas, des sacré-cœurs vieillots, des ex-voto de saints et de pèlerinages...

Tout cela sentait le vieux, comme une odeur d'anciennes plantes enfermées il y a longtemps entre les pages d'un missel; ce parfum crissant et presque sucré d'une très vieille fleur qu'on a cueillie pour essayer de retenir le temps d'un instant d'amour, de bonheur. Comme si l'on avait voulu arrêter le cœur des choses et le sien propre. Le garder à jamais et toujours. Mettre un frisson d'éternité entre parenthèses au milieu du tumulte insignifiant et terrible de nos pauvres vies.

Je ne sais pas pourquoi, de loin en loin, il me revient cette senteur bien particulière, douce et tellement intense à la fois, lorsque aujourd'hui je pénètre dans une église.

Le monde entier s'arrête. On est comme touché par la grâce, le doigt du ciel. Parfum de plénitude.

Hélas pour ma mère! le rêve se brise. Elle ne peut pas poursuivre ses études dans l'école que lui ont choisie mes grands-parents. Elle est pourtant douée, travailleuse. Tout marche à merveille. Mais l'argent manque au foyer de Louis. La scolarité coûte trop cher. Il faut se résoudre, le dépit au cœur.

Elle ne sera jamais couturière. Ses dons d'assembler les tissus, de marier les couleurs, d'élaborer des modèles, lui resteront. Elle saura toujours nous habiller, mon frère et moi, avec goût et amour. Mais elle n'exercera jamais ce métier auquel elle avait tant rêvé petite.

Maman va entrer jeune dans le monde du travail. Placée dans une famille aisée où elle s'occupera des enfants et de petites tâches ménagères. Les quelques sous qu'elle rapporte sont précieux au foyer de mes grands-parents où poussent ses deux jeunes frères.

Par la suite, elle revient parmi les siens pour seconder ma grand-mère dans les travaux de tous les jours et l'éducation des petits.

Regretta-t-elle les ateliers bourdonnants de petites mains et sa vocation avortée? Sans doute. Elle n'en parle guère. C'était ainsi. Il y avait d'un côté les songes et de l'autre la vie, ses réalités, ses cruelles échéances, l'écrasant quotidien. Aujourd'hui, on aurait sûrement trouvé une solution. Une allocation quelconque, un moyen ou un autre. Alors on subissait, on changeait de chemin et, tant bien que mal, cœur bancal ou pas, on s'efforçait de continuer à vivre.

Maman a grandi. En 1948, c'est une jolie fille aux cheveux noirs et à la peau mate. Elle a encore ses yeux d'enfant, noirs et profonds, parfois rêveurs. Mais déjà, c'est une femme qui s'épanouit un peu plus chaque jour.

Le dimanche, on va au bal. En famille. Mes grands-parents n'auraient pas laissé leur fille sortir seule et sans surveillance ! Et puis, eux-mêmes aiment la danse. Leur sang espagnol s'enflamme aux rythmes de l'accordéon et des guitares.

Marie-Louise a de qui tenir. Elle aussi vibre merveilleusement au tempo de la valse, à la frénésie du paso doble. Elle danse le tango comme une reine. Pour elle, le dimanche est jour de fête. C'est la danse et la douce euphorie qu'elle procure qui l'attire. Les garçons qui papillonnent autour d'elle, subjugués par sa joliesse et son entrain, la flattent, certes, mais ce ne sont que des partenaires.

Édouard est différent.

Il est un peu plus âgé que les autres ; mais ce n'est pas cela qui fait pencher la balance dans le cœur de Marie-Louise. Dès la première danse, elle a été attirée d'emblée par son regard. Des yeux gris-bleu, qui ne cillent presque jamais, au fond desquels semble veiller un secret. Un front pensif, réfléchi. Une étrange cicatrice qui lui barre le nez.

Beau, Édouard ?

Elle ne saurait dire, Marie-Louise. Et d'ailleurs, elle ne se pose même pas la question. Bien sûr qu'il est beau puisque dès le premier regard elle l'a aimé.

Mystérieux Édouard. Oui, c'est le mystère qui entoure cet homme, l'énigme de ses yeux, de cette blessure qui lui a capté le cœur. C'est toujours le mystère de l'autre qui préside à la naissance et au développement de l'amour. On met une vie à le résoudre. Les grandes passions ne sont rien d'autre.

Édouard rendre d'Indochine. Une guerre qui l'a marqué à tout jamais. C'est là qu'il a récolté cette blessure, un coup de coupe-coupe viet en travers du visage. Il a d'autres cicatrices ici ou là sur le corps et, dans la tête, certains cauchemars qui hantent les mauvaises nuits pour toujours.

Il n'aimera jamais parler, mon père, de cette période de sa vie. Des bribes de loin en loin. Les rizières infectées de reptiles et d'insectes venimeux. Les copains empalés sur des bambous, les horreurs de part et d'autre...

Il m'a donné, par ses silences, le dégoût des combats dans lesquels on se massacre pour rien. On détruit la vie ou l'âme de ceux qui en reviennent au nom de je ne sais quels intérêts, de je ne sais quelles idéologies fumeuses dont les petites gens font les frais. Il n'y a pas de bonnes guerres. Il n'y a pas de bons soldats. Il n'y a que des enfants morts et des mères éplorées. La guerre est haïssable.

Édouard aussi a aimé au premier regard. Sans doute parce qu'elle était la vie. Une source pure et jaillissante qui lavait les souillures d'un passé qu'il n'avait pas voulu.

Il n'a pas de père, pas de mère, pas de racines. Il sait qu'il est d'origine italienne parce que c'était dans son dossier de « pupille de l'État », l'équivalent de la D.A.S.S. à cette époque. Et puis il y a cet homme qui se disait son père et qui est venu d'Italie le réclamer quand il a eu dix-huit ans...

Édouard ne lui a pas fait confiance. Ce type sournois et intéressé ne pouvait pas être son père. Et l'eût-il été biologiquement que le jeune homme n'en aurait voulu pour rien au monde.

Il venait simplement le reconnaître parce qu'il saurait quoi faire des deux bras costauds de ce solide garçon. Maintenant qu'il était élevé, mon père représentait pour lui un capital dont il entendait bien tirer parti.

Édouard a préféré s'engager dans l'armée plutôt que de suivre l'antipathique inconnu. Plutôt mourir à la guerre, assumer son destin. Au moins – il le croyait – il en serait maître.

Il n'avait connu jusqu'alors que les centres, les familles d'accueil. Détresse du petit enfant abandonné. Terreur et solitude. Et surtout cet amour qui manque, cette vie qui ne tient qu'à soi-même, que personne n'est là au monde pour aider, cœur et corps, à s'épanouir...

Il aime enfin. On l'aime enfin.

Pour ce qu'il est. Pour ce qu'il porte en lui de souffrance et d'amour jamais dilapidé en vain. J'ai souvent pensé sans le lui dire qu'il m'avait appris une chose d'une grande importance : tout l'amour que l'on n'a pas eu, on l'a mystérieusement accumulé en soi. Et quand on en fait enfin présent à quelqu'un, celui ou celle que l'on a choisi, l'enfant que l'on vient d'avoir, c'est un trésor inépuisable.

Ils se sont mariés, Édouard et Marie-Louise, en 1949. Elle n'avait que dix-huit ans.

Sur la photo, aujourd'hui un peu jaunie, de leurs noces, on voit dans les yeux de maman que c'était le plus beau jour de sa vie. Mon père a l'air plus lointain. Ça doit faire drôle de trouver enfin une famille, la sienne. Il est digne, serein. Prêt à assumer toutes les responsabilités de l'amour et de la vie.

On voit bien qu'ils s'aiment.

Un an plus tard, le 11 juillet 1950, à 8 h 50 du matin, naît au foyer de Marie-Louise et d'Édouard une petite fille aux yeux noirs, profonds comme un puits. Un beau bébé tout brun. Un petit destin tout neuf.

C'était moi.

– Quatre kilos huit cents ! Un beau bébé !

La sage-femme qui vient de me mettre au monde n'a pas parlé de gros bébé...

Elle s'affaire. Range méticuleusement son nécessaire d'accouchement après avoir donné ses derniers conseils. Son travail est fini.

Un grand soleil matinal inonde la petite chambre où nous reposons, ma mère et moi, au premier étage de la maison de mes grands-parents.

Comme de très nombreuses femmes, à cette époque, maman a accouché chez elle – mon père et elle se sont installés chez Louis et sa femme, où habitent aussi mes deux oncles.

Toute la tribu est donc là pour m'accueillir.

Un enfant qui naît, surtout chez les humbles, c'est l'espoir, la vie qui continue, la récompense des souffrances, des privations et des jours sombres, un clin d'œil sacré à tous les lendemains qui se lèveront désormais.

Édouard, l'abandonné, le solitaire, le soldat meurtri, a dû ressentir cela encore plus intensément que les autres. Pour lui, l'errant, je représentais, je crois, une ancre d'amour qui l'arrimait définitivement à une vie normale.

Mais ils étaient là aussi, tous les autres, les miens, mes

grands-parents, mes oncles, maman bien sûr, pour me porter à leur manière à bout de cœur.

J'ai souvent essayé d'imaginer cet instant-là, celui de mon arrivée dans ce monde. Ce jour de juillet 1950 où, moi aussi, j'ai tenté l'aventure. Quelle aventure!

Il y a, dans le temps et l'espace, des milliards de bébés qui ont vécu la même chose. Je ne suis donc ni un cas, ni un phénomène en soi, ni une exception. Pourtant moi, ma vie, à cause de la différence que j'allais devoir porter comme une croix, allait être tellement autre, tellement marginale.

Je ne peux m'empêcher de voir, comme si c'était quelqu'un d'autre, étrangère et si proche à la fois, la petite boule brune et laiteuse, avec ses yeux de suie, qui découvrait le monde depuis les dentelles de son petit berceau blanc.

Parfois, il me semble même l'entendre respirer. C'est doux. Sans heurt. Un bruissement qui existe à peine. Comme le vol de certains papillons aux ailes immenses et soyeuses qui hantent les aulnes et les saules des berges ensommeillées du canal du Midi.

J'existe.

Je suis là, dans ce berceau. Investie de l'amour des miens. Inconsciente de mon destin.

Un beau bébé de quatre kilos huit cents...

Peu de gens savent ce qu'ils pesaient à leur naissance. Moi, si. Et pour cause. Puisque mon poids doit me poursuivre toute ma vie, il faut bien que je commence avec lui.

Beau bébé, gros bébé.

De nos jours, les enfants naissent singulièrement plus légers qu'il y a une quarantaine d'années. On a avancé tout un tas d'explications à cela. Le régime de la mère. Ses activités. Le fait que les femmes portent moins longtemps le petit être en gestation dans leur ventre.

J'ignore ce qu'il en est.

Toujours est-il qu'à cette époque, on naissait plus gros qu'aujourd'hui. Avec mes presque cinq kilos, je ne constituais pas, et de loin, une exception. Cela pour dire que la petite Anne que j'étais ne portait pas, à sa venue au monde, la terrible malédiction de l'obésité.

J'étais une belle enfant. Tout le monde s'accordait à le reconnaître.

Mon frère, qui naîtra en 1954, pèsera pour sa part un bon cinq kilos quatre cents en voyant le jour. Moi, dès huit ans, on me traînera d'hôpitaux en services spécialisés à cause de mes maudits kilos superflus et indésirables. Lui, on le soignera parce qu'il est dramatiquement maigre. Un coucou.

Je ne suis donc pas née grosse. Je n'étais, de l'avis des spécialistes – mais que vaut un tel avis ? –, pas condamnée à l'être.

Quarante ans plus tard, aujourd'hui, je ne sais toujours pas vraiment pourquoi je le suis devenue. Peut-être que je l'ignorerai toujours.

En attendant, à Carcassonne, rue de Lorraine, notre rue, en ce mois de juillet 1950, la vie s'organise. Autour de moi, la nouvelle venue. Une vie simple, laborieuse, loin d'être facile sans doute, mais heureuse.

Mon père travaille dans une usine de caoutchouc de la région. C'est dur, souvent sale, certainement malsain. Mais grâce à lui, nous ne manquons de rien à la maison. Maman est femme au foyer. Elle s'occupe de moi, bien sûr, mais aussi de ses deux frères qui sont encore là. Avec mes grands-parents qui commencent doucement à vieillir, cela fait une belle petite communauté que la naissance de mon frère, en 1954, viendra encore étoffer.

Un petit univers soudé par l'amour et cette joie de vivre simple et profonde qu'on ne raconte pas parce qu'il n'y a rien à dire, mais qui unit, plus forte que toutes les difficultés et contraintes du quotidien, les véritables familles.

Et la mienne en fut une, je peux le jurer, même si je ne me souviens pas très bien des toutes premières années de ma vie. Au fond de ma mémoire, il ne me reste que la sensation très vague et très douce d'un bonheur flou, presque irréel.

Le grand soleil. L'odeur un peu fade des eaux du canal et de la végétation aquatique qui le borde. Le souvenir de ma mère et ce goût de lait sucré que je retrouverai avec extase lorsqu'à mon tour, je mettrai au monde et j'élèverai un petit garçon.

Tendre et nostalgique, ma mère me racontera plus tard qu'elle a eu toutes les peines du monde à me sevrer. Est-ce que je ne la tétais pas encore goulûment à près de vingt-sept mois ! Au point qu'elle a dû se résoudre à se badigeonner le bout du sein à l'un de ces produits atrocement amers qu'on trouvait alors dans toutes les bonnes pharmacies pour venir à bout des bébés trop têtus et trop gourmands ! Résultat de l'opération : je l'ai mordue jusqu'au sang pour me venger. Caractère encourageant, direz-vous ! Mais, autre conséquence de ce sevrage aussi énergique que douloureux, le beau bébé, le gros bébé que j'étais à la naissance se met dramatiquement à maigrir.

Je ne suis plus, à trois ans, quand éclate le drame, qu'un tout petit bout de petite fille, frêle et menue comme un moineau du dernier printemps.

Le drame : une épidémie de choléra qui s'abat sur le Midi de la France au cours de l'année 1953.

Aujourd'hui, cette terrible infection n'est qu'un mauvais souvenir dans la mémoire des Français. Mais il n'y a pas quarante ans, ce mal faisait encore des ravages. Et quels ravages ! Nos mères et nos grands-mères s'en souviennent avec épouvante. Lorsqu'un enfant et même un adulte était touché, il était rare qu'ils en réchappent.

– Eh bé ! Elle est pas grosse, ta fille ! Qu'est-ce que tu lui donnes à manger ?

Jusqu'alors, cette boutade sans méchanceté faisait sourire ma mère. Avec l'épidémie qui touchait et terrassait, jour après jour, de plus en plus de gens, ma maigreur et ma fragilité apparentes lui faisaient désormais passer des nuits blanches.

J'étais trop faible.

Le choléra n'allait pas m'épargner.

Il ne m'a pas épargnée.

Des semaines durant, j'ai lutté contre les assauts de la fièvre. Contre la mort.

A mon chevet, ma mère déploie des trésors d'énergie et d'amour pour que tienne bon le fil ténu qui me rattache à la vie. Désespéré, je l'imagine, mais taciturne comme à l'ordinaire, mon père vit une tragédie. La mort, il l'a côtoyée de près à la guerre, là-bas, il sait à quel point elle vole à ceux qui restent l'essentiel d'eux-mêmes.

Au-delà des veilles et des soins qu'ils m'ont dispensés, je suis sûre que c'est l'intensité de leur amour qui m'a tirée d'affaire. Je ne suis pas superstitieuse, mais je crois en la force intime du cœur quand elle s'exerce en direction du bien. Surtout lorsqu'il s'agit d'un enfant.

La fièvre et le délire s'estompent. Je reprends vie. C'est comme une nouvelle naissance.

Ai-je véritablement commencé à grossir à cette époque ?

Par la suite, on a voulu rendre le choléra responsable de mon obésité. J'ignore si cette explication est médicalement valable, parce qu'il n'y a pas deux spécialistes qui soient d'accord sur ce point. Ce qui prouve que derrière les grands airs méprisants et les jugements hermétiques dont ils m'ont abreuvée se cache une profonde ignorance de ce qui s'est passé en réalité.

Que le choléra et les traitements que l'on m'a fait subir pour le juguler soient ou non à l'origine des réactions à venir de mon métabolisme n'a finalement pas grande importance. Je suis vivante ! Voilà l'essentiel.

Le petit moineau maigre et tremblotant reprend énergiquement le dessus. Toute la famille respire. On a réussi à me sauver. Papa part pour son usine de caoutchouc avec un courage neuf! Maman vaque avec bonheur à ses occupations ménagères. Son ventre grossit de nouveau, mon petit frère est en chemin.

Moi, je suis insupportable! « Un vrai garçon manqué », dit ma grand-mère, toujours à craindre pour moi. Je passe mon temps à dévaler comme un boulet de canon l'escalier qui mène à notre logement au risque de me rompre mille fois le cou. A courir comme une petite folle sur les berges du canal. A faire enrager mon pauvre grand-père qui souhaiterait un peu de calme.

– Petite effrontée!

Qu'ai-je encore dit? Quelle nouvelle sottise ai-je encore bien pu faire?

Je le revois encore, je le reverrai toujours, au fond de mes souvenirs de gamine, Louis, le grand vieil homme sévère et desséché comme un cep de vigne, avec son éternel béret vissé sur le crâne, qui m'amusait tant, me coursant autour de la table de la grande salle où nous nous tenions le plus clair du temps.

Bien entendu, il ne parvient jamais à me rattraper. Je suis trop vive. Trop agile pour ses vieilles jambes. Je le provoque. Je ris aux éclats. Il finit par se laisser tomber sur sa chaise. Essoufflé. Résigné.

– Cette gosse me rendra fou!

Au fond, je sais bien qu'il ne m'en veut pas. Qu'il est même profondément heureux de me voir ainsi. Je suis de sa race. De la vie à l'état pur.

N'est-ce pas lui qui me racontait son pays farouche, sa mère, l'amazone indomptable, leur goût inné, à lui et aux siens, de l'énergie et de la liberté?

Tout naturellement aussi, il m'a appris à aimer son pays d'adoption, Carcassonne et sa région, où il avait fondé sa famille et où je suis née. Terre de violences, de feu et d'amour. De passions brûlantes. De luttes pour survivre. D'héroïsme et de hardiesse.

Lorsque je reviens aujourd'hui sur ces terres, au pied des grands remparts de ma ville, couleur d'ocre et de sang séché, je ne peux m'empêcher de songer à cette histoire que Louis me racontait. C'était sans aucun doute pour me faire comprendre quelle femme je me devais d'être plus tard, quel que soit le sort que me réserverait la vie.

« Il y a très longtemps, disait-il, les incursions des Sarrazins ravageaient périodiquement la région. Ils brûlaient villes et villages. Pillaient trésors des églises et nourriture. Tuaient. Violaient. Emmenaient en esclavage... Un jour, ils parvinrent aux remparts de Carcassonne. Si la ville était imprenable par l'épée, elle l'était par la famine. Aussi l'ennemi s'installa-t-il dans la vallée pour attendre tranquillement que les habitants, mourant de faim, acceptent de se rendre. Le siège dura longtemps, très longtemps. Dans la cité, il ne resta bientôt plus qu'un cochon à se partager. Les hommes étaient prêts à ouvrir les portes et à subir le sort des vaincus. Alors une femme se détacha de la foule résignée. Aux soldats, elle reprocha leur couardise. Elle les exhorta à tenir encore, jusqu'à la fin, et au-delà s'il le fallait. Et pour donner l'exemple, elle s'empara du goret, monta au sommet des remparts et précipita la pauvre bête sur les Sarrazins médusés. Ces derniers crurent, en toute logique, que la ville était moins démunie de vivres qu'ils ne l'avaient pensé. On ne jette pas deux belles paires de jambons, et le reste avec, par-dessus les remparts quand les garde-manger sont vides! Ils levèrent donc le siège et s'abstinrent désormais de s'en venir perdre leur temps auprès d'une forteresse aussi bien approvisionnée... »

Histoire ou pure légende, je n'en sais rien. Qu'importe. Cette fille aussi courageuse que rusée illustrait à merveille sa conception de la femme de chez nous.

« Ici, même les mémés aiment la castagne! », dit Claude Nougaro. En écoutant ce vers du grand chanteur des bords de la Garonne, en repensant à l'anecdote que narrait mon grand-père Louis et à ma petite enfance turbulente, je me reconnais parfois un peu mieux.

Douce et sensible, je l'étais et je le suis encore. Est-ce ma naissance ou ma vie qui m'ont faite ainsi? J'ai souvent l'impression de souffrir plus profondément que les autres, de ressentir les choses plus intensément que ceux qui m'entourent. Comme si le destin m'avait dotée d'un cœur plus vaste, plus exposé.

Mais je sais être pareillement tempête. Boule de flammes et d'étincelles. Colère sombre des orages qui brûlent au faîte de notre Montagne Noire qui domine le pays cathare. Tramontane indomptée qui soulève et balaie tout sur son passage...

Il y avait déjà tout cela en moi, petite fille échappée à la mort qui découvrait la vie. Ce n'est pas que j'accorde plus d'importance que cela à l'astrologie mais je me retrouve assez lorsque l'horoscope me désigne comme Cancer ascendant Lion. Deux signes pour le moins contraires, les spécialistes vous le diront!

Voilà donc cette minuscule Anne impétueuse, imprévisible, suave à ses heures comme un bonbon à l'orgeat. Déchaînée, tendre, passionnée. Un peu sulfureuse aussi, s'il est nécessaire. Du sang d'Espagne, d'Italie, nourrie d'une sève adoptive montant d'une terre âpre, fière et indépendante.

Une petite Anne qui déjà, sans doute, grossissait à son insu et à l'insu de tous. Parce que cela faisait plutôt plaisir à ma mère que je m'étoffe un peu. Je revenais de la mort.

Jusqu'à six ans, je suis restée dans le cercle familial. Les petits voisins ou voisines avec lesquels il m'arrivait de jouer ne me faisaient pas sentir de différence. Je n'ai d'ailleurs plus moi-même, dans ma mémoire, de souvenir de leur visage, de leur corpulence. C'est un signe, non?

C'est à l'école, ma première école, ma première rencontre avec de véritables étrangers, qu'il me semble avoir éprouvé mon premier malaise. Oh! rien de précis. Une sorte de trouble diffus, une vague impression de ne pas être tout à fait comme les autres, de ne pas coller exactement à la norme.

Je me souviens mal. C'est ténu, insaisissable. Mais triste en contrepoint pourtant. Un brouillard très léger désespérant un ciel trop bleu. Une goutte de sang qui troublerait en se diluant une eau trop pure.

Oui, c'est cela... Une toute première angoisse tellement lointaine qu'on n'y a pas pensé depuis très, très longtemps. Je suis un peu enrobée. Ils, elles, eux sont sveltes. C'est si loin.

Ma première véritable tristesse d'enfant, ma première confrontation avec la méchanceté stupide et gratuite de mon prochain, en revanche, je m'en souviens comme si c'était hier. Et je ne suis pas prête de l'oublier. Rien à voir avec le fait que je sois ou non grassouillette!

Je dois avoir sept ans. Sur le chemin qui descend au canal, j'ai trouvé un petit chaton abandonné. Un amour de tigré aux yeux qui riboulent d'innocence. Comment est-il venu là? Que va-t-il devenir, tout seul au monde, privé du lait et de la tendresse maternelle?

Je l'adopte.

A la maison, personne ne voit d'inconvénient à la présence affectueuse de mon nouveau compagnon. A quelques jours de là, j'ai oublié pourquoi, je suis obligée de le confier très momentanément à une voisine, Léontine. Une vieille fille acariâtre dont tout le monde, dans le quartier, est bien forcé de s'accommoder du mauvais caractère et des cancaneries fielleuses.

J'ai aussi oublié quelle bêtise j'avais bien pu commettre, cet après-midi-là, qui avait copieusement mis en fureur cette mauvaise Léontine. Toujours est-il que la voilà qui rapplique remontée contre moi comme une montre suisse. Moi, je suis tranquillement assise sur les marches de l'escalier qui mène chez nous, en train de bouquiner un *Nous Deux* que j'ai subtilisé à ma mère. Il me fascine : ce n'est pas compliqué et c'est plein de gens très beaux et riches qui s'embrassent à tous les coins de page...

Nous Deux m'absorbe à un point tel que la Léontine, je ne l'ai pas vue arriver. J'aurais déguerpi vite fait dans le cas contraire. Elle hurle. Un oiseau de mauvais augure qui s'étrangle !

– Espèce de petite mal élevée ! Attends un peu que je te tienne !

D'un bond, je suis sur mes jambes. Je gravis quatre à quatre notre escalier pour me réfugier dans la maison. Je sais ce que je fais : ma grand-mère est là ; elle calmera le jeu et me protégera au moins des claques que la vieille chouette ne manquera pas d'essayer de me distribuer. Au pire, j'en serai pour une inoffensive semonce.

Léontine, toujours hurlant, arrive à son tour sur le palier. Et stoppe, tout d'un coup, sa poursuite vengeresse. Là, devant elle, se chauffant tranquillement au soleil, est étendu mon chaton qui s'est enfui de chez elle, préférant sans doute notre présence à la sienne.

Les cris d'orfraie reprennent mais ils ne me sont plus adressés. L'innocente petite bête a détourné la méchanceté de la sorcière.

– Sale chat ! Je t'avais pourtant enfermé ! Tu as réussi à t'échapper !

Le pauvre animal n'a pas le temps de s'enfuir. Je suis trop figée par la surprise et la crainte pour intervenir. D'ailleurs, je n'en aurais pas eu le temps. Et jamais, dans ma petite tête d'enfant, je n'aurais pu soupçonner ce qu'allait faire la vieille fille.

Elle s'est baissée, a saisi mon bébé chat comme une vulgaire pattemouille malpropre et l'a précipité de toutes ses forces par-dessus la balustrade.

Il est tombé quatre ou cinq mètres plus bas, sur le ciment. J'ai entendu un affreux miaulement de douleur. Ignorant Léontine, j'ai dévalé l'escalier comme une véritable tornade.

Quand je suis arrivée en bas, la pauvre bête se relevait, tant bien que mal. Elle boitillait. Elle avait le museau salement ensanglanté. Et j'ai lu de loin dans ses yeux cette peur terrible qui jaillit dans les yeux des enfants qui ne comprennent pas pourquoi on les a meurtris.

Je dis de loin parce que mon petit ami aux poils gris et soyeux, je n'ai pas pu l'approcher. Il s'était déjà enfui à travers la haie, dans la rue, à jamais loin de moi.

Je n'ai jamais revu mon chaton.

Alors, folle de rage et de douleur, je me suis retournée vers la vieille qui ricanait là-haut derrière la balustrade, et j'ai crié :

– Salope!

Je sais, ce n'est pas un mot qui a sa place dans la bouche d'une enfant. Mais qu'est-ce que cela en face de cette même enfant qui vient d'éprouver son premier grand chagrin, sa première impuissance, sa première injustice.

Les grands, que je croyais aimants et parfaits, peuvent être méchants.

Non. Ils le sont vraiment.

Ma vie, qui n'allait pas tarder à changer, allait se charger de le démontrer.

Mon père est rentré ce soir à la maison avec un grande nouvelle.

– Ça y est ! Cette fois, c'est la bonne ! Je suis em-bauché !

Lui d'ordinaire si réservé, avare de la moindre manifestation inutile, est au comble de l'excitation. Enfin, il y est parvenu ! Ses yeux brillent. Ma mère s'est levée pour se jeter à son cou. Elle aussi est heureuse. Dieu sait qu'ils en ont rêvé, tous les deux, de ce moment.

Moi aussi, je saute de joie. J'ai à peine sept ans mais je suis au courant. J'attendais cela comme eux. Avec la même impatience. Il n'y a guère que mon petit frère qui ne saisisse pas trop de quoi il retourne. Mais après tout, puisque tout le monde a l'air de nager dans le bonheur, eh bien, il fait comme tout le monde. Il participe, cris et éclats de rire à l'appui.

Papa a enfin obtenu le poste pour lequel il avait postulé aux Chemins de fer. Finies l'usine de caoutchouc, sa saleté, ses pestilences, les vapeurs que l'on respire à longueur de journée et qui finissent par brûler les poumons. Il aura désormais un travail moins pénible. La sécurité de l'emploi. Un salaire supérieur. Rien que des avantages.

Et puis, on va déménager. Mot magique pour une

enfant de sept ans. Déménager. Découvrir un nouvel espace de vie avec toutes les surprises que cela comporte. C'est une merveilleuse aventure qui occupe tout l'imaginaire quand on est gosse. Une façon de grandir, aussi.

– Et j'ai déjà mon affectation en poche! jubile papa. Savigny-sur-Orge. Dans la grande banlieue sud de Paris. A nous la capitale!

Maman s'inquiète.

– Et pour se loger?

– Aucun problème! La S.N.C.F., c'est pas une petite usine perdue de province! Ils ont un service spécial pour caser leurs employés.

Il a raison. Tout marche comme sur des roulettes. On a proposé à mon père un petit meublé dans lequel nous tiendrons tous. En attendant. Parce que, d'ici peu, lui a-t-on assuré, nous pourrons disposer d'un véritable appartement, avec salle de bains et tout, dans une H.L.M. en cours de construction.

Une salle de bains! Mon rêve.

Le rêve de plein de gens à cette époque. Aujourd'hui, il est difficile d'imaginer ce que cela pouvait signifier pour nous. Seuls les riches, alors, possédaient cette pièce spéciale. Où ça sent tellement bon. Une autre odeur que dans tout le reste de la maison; une odeur de propre, de savon parfumé aux fleurs, d'eau tiède et de corps impeccable. Avec une baignoire où se prélasser. Une douche. Un lavabo qui ne sert qu'à la toilette.

Nous, on se lavait au robinet de la cuisine, l'unique point d'eau à l'intérieur de la maison, sur l'évier ou à la bassine, entre vaisselle et épluchage de légumes. Alors une vraie salle de bains, vous pensez!

Je n'avais jamais vraiment voyagé auparavant.

Bien sûr, depuis Carcassonne, il nous arrivait d'aller jusqu'à la mer. Quelques dizaines de kilomètres tout au plus. Paris, puis Savigny-sur-Orge, c'était autre chose.

Des heures et des heures de paysages ininterrompus qui défilent à toute allure le long de la voie ferrée. Mes yeux de sept ans en ont à peine découvert un qu'un autre se présente déjà, puis un autre, et un autre encore. Des champs avec des vaches ou des moutons en train de paître. Des villes. Des villages. Des forêts immobiles d'arbres que je n'ai jamais vus, ou d'immenses prairies que je devine battues par des vents inconnus à leurs vagues de graminées bizarres.

Je voudrais qu'on s'arrête, rien qu'un moment, pour mieux garder dans ma tête cette place de hameau où jouent trois enfants de mon âge. Pour cueillir une brassée de ces grandes fleurs jaunes qui poussent le long d'un ruisselet perdu. Pour prendre le bras de cette vieille femme qui chemine, là-bas, le long d'un minuscule sentier de sable, au creux d'une colline.

Je voudrais...

Je voudrais tout voir, tout prendre, tout garder ! Et je voudrais en même temps être déjà à destination pour profiter tout de suite des autres merveilles inconnues qui m'attendent dans cette nouvelle vie. J'ai l'impression que je vais... être grande d'un seul coup.

Le délicieux vertige cesse dès l'arrivée.

Je me souviens aujourd'hui de ce malaise que j'ai ressenti en arrivant, comme une espèce de mauvais pressentiment. Je suppose qu'à l'époque, tout cela n'a duré que quelques secondes. Les enfants captent des messages mystérieux, intenses... puis ils oublient. Ce n'est que des années plus tard, après que la vie leur ait donné raison, que resurgit, intact et douloureux, le souvenir.

Ai-je alors pressenti que cette nouvelle vie ne serait pas semée que de roses ? Que j'allais, après l'innocente sérénité de l'enfance, entrer de plain-pied dans la méchanceté des grands – les Léontine, les maîtresses d'école cruelles, les infirmières qui n'en ont rien à faire, les toubibs inhumains et tous les autres ? Que j'allais souffrir. Heurter des murs, des citadelles d'incompréhension brutale. Être une différence. Porter un handicap sans être considérée comme handicapée...

En arrivant à Savigny, je me suis sentie subitement loin de chez moi. Rien n'y ressemblait à notre maison des bords du canal. Les pierres des maisons – c'était encore en ce temps-là la campagne, le béton était rare – m'ont semblé plus grises, plus ternes. La lumière, elles avaient l'air de la voler, de la détourner ou peut-être de s'en méfier. Alors que chez nous, les pierres, comme le reste, font bon ménage avec le soleil. Elles l'accueillent, l'éparpillent, lui rendent, comme qui dirait, hommage.

Le soleil n'était pas le même non plus. Il rasait les choses au lieu de les éclabousser de face. Il biaisait, il manquait de franchise.

Quant au vent, c'était plutôt une bataille de courants d'air que du vent, du vrai. J'ai regretté ma tramontane.

Le meublé que l'on avait proposé à papa nous convenait. Il ressemblait d'ailleurs à tous les meublés du monde. Rempli d'objets un peu compassés, arrivés avant nous et qui resteraient là lorsque nous partirions. On finit par s'habituer à eux, par vivre avec. Mais on garde toujours l'impression un peu gênée qu'ils vous surveillent en douce. C'est peut-être cela qui fait dire aux gens qui habitent les meublés, les hôtels et les lieux de passage, qu'ils ne se sentent pas tout à fait chez eux.

D'ailleurs, ces objets, ces vases, ces tapis et ces meubles, je les ai oubliés. Il ne me reste plus en mémoire que l'image d'un piano. Un piano fermé, muet. J'ai rêvé des heures de pouvoir en jouer, de promener mes doigts sur les touches, de l'entendre. C'était impossible. La propriétaire du logement habitait l'étage au-dessus. Ce n'était pas une mauvaise femme, au contraire. Mais pour rien au monde, mes parents n'auraient accepté que je la dérange. Mes essais musicaux auraient sans doute ressemblé davantage à une épouvantable cacophonie qu'à du Mozart ! Et puis un piano, pour eux, je crois que c'était quelque chose de lointain, d'inaccessible. Quelque chose qui n'appartenait pas à leur monde. Qui n'était pas fait pour nous.

Nous vivrons là près de deux ans. Et c'est enfin la grande nouvelle. Nous avons notre appartement à nous ! Je ne suis pas très heureuse à l'école. Ma différence s'installe douloureusement dans ma vie de gosse. Alors, ce déménagement signifie beaucoup pour moi. Plus sans doute qu'il n'eût signifié pour une gamine ordinaire.

J'ai ma chambre. Ma chambre à moi. Avec un lit cosy comme on en faisait à cette époque et surtout des tas de lieux qui ne sont à personne d'autre pour enfermer mes secrets. Secrets d'enfant. Secrets d'enfant triste, même si je n'en laisse rien paraître, si je donne l'impression d'être une gosse vive et turbulente, toujours partante, infatigable.

Elle me surveille, ma différence. Elle m'attend toujours au virage. Je ne peux jamais pleinement profiter d'un jeu, d'un moment de camaraderie. Parce que cette injure pend toujours aux lèvres de ceux qui se disent pourtant mes meilleurs amis :

– Grosse patate pourrie !

– Gros tas !

– Tu es trop grosse, Anne !

La maîtresse, l'infirmière et surtout cet endocrinologue odieux l'ont dit. Ce sont des adultes, eux. Des personnes autorisées, qui ont même réussi à convaincre mes pauvres parents. Ils ont sûrement raison.

Mon pressentiment flou, lors de notre arrivée à Savigny, ne m'avait pas trompée. Le supplice a commencé presque tout de suite. Et j'aurai beau essayer, beau faire, ça ne s'arrêtera jamais.

JAMAIS.

Je me bats. Je me débats comme je peux, avec mon énergie de môme, pour exorciser cette obsession qui désormais me rattrape à tous les coins de ma vie.

Dès que retentit la sonnerie qui annonce la fin des classes, je fuis cette maîtresse détestée et cette école maudite où je ne fais rien, malgré mon désir sincère d'apprendre et de réussir. Me voilà partie dans de folles courses, d'interminables jeux de billes où je domine tout le monde, même les garçons!

Je préfère d'ailleurs de beaucoup leur compagnie à celles des petites filles. Ils sont plus francs, plus directs. Ils ne rient pas sous cape en parlant de moi. Les filles, elles ont toujours un mot fielleux, une méchanceté, au moment où je m'y attends le moins. Où j'ai enfin réussi à redevenir une enfant normale, à oublier que l'on m'a dit que je suis grosse. Un mot coup d'épée qui me ramène à ma douleur d'être quelqu'un qui se voudrait comme les autres et qui est déjà en prison dans un corps hors norme.

Je hais cette école.

Je hais cette maîtresse qui n'en finit pas de me faire lever au moment de la récitation pour ne rien me faire réciter du tout mais me répéter que je suis difforme.

Je hais cette infirmière.

Je hais surtout ce médecin qui aurait dû me comprendre et n'a fait que pontifier en me méprisant, tas de graisse qui ne mérite même pas l'attention que l'on porterait à la moindre souris de laboratoire. Obèèèse!

En sortant de l'hôpital, avec maman et mon petit frère, nous nous sommes arrêtés dans un café. Nous avions attendu longtemps la consultation du spécialiste. L'après-midi était déjà bien avancé. Nous n'avions pas déjeuné. Il était logique qu'on ait faim.

FAIM.

A la table où nous sommes installés, maman replie avec précaution l'ordonnance fatidique de l'autre monstre pour la ranger dans son sac. J'ai faim et sur ce terrible bout de papier, il y a des noms barbares de médicaments, bien sûr, mais surtout des directives de régime.

Pas de ceci. Pas de cela. Surveiller les pesées. Réduire par tous les moyens la surcharge pondérale, le premier étant de me coller un complexe indéracinable en matière de nourriture.

Maman hésite un peu. Que doit-elle commander pour moi ? Le terrorisme médical fait son chemin en elle. Moi, je reviens peu à peu sur terre. Délivrée de ces murs d'hôpital, de cet horrible personnage, je ré-habite progressivement ce corps condamné.

Maman soupire, lasse. Elle ne cède pas. Elle comprend du fond de son infinie sensibilité de mère. Je peux commander un de ces sandwichs anglais avec de la salade, des tomates, de la mayonnaise, que j'adore. Mon régime ne m'y autorise pas. Mais j'en ai besoin. Je mords dans mon sandwich avec autant de plaisir que de haine. Ce docteur, je m'en fous ! D'ailleurs j'ai décidé que je ne reviendrai pas.

Je suis revenue.

Une gamine n'a pas le choix. Aucun moyen de se défendre contre la pression d'un monde extérieur qui prétend lui vouloir du bien. Alors qu'elle sait bien, de toutes ses fibres, qu'on est en train de la démolir.

J'ai subi de nouveau les pesées, les mains impudiques se promenant sur ma chair, la sécheresse de cœur de ce type et de ses assistants. Couloirs gris des Enfants-Malades. Et cette odeur mièvre, écœurante, d'aseptisant qui investit les narines dès que l'on passe le porche. Ces blouses blanches impersonnelles. Ces appareils froids. Ma mère qui a peur pour moi et que cet univers terrorise plus encore. Et moi, petite chose trop ronde, affolée, déboussolée, impuissante...

Je ne pardonnerai jamais à qui fait cela à un enfant.

Comment ai-je appris, lors d'une de mes consultations, que, dans cet hôpital, il existait un orphelinat. Une section spéciale destinée aux gosses qui n'ont pas de parents ou dont on ne veut plus ? Peut-être en ai-je croisé un, au hasard d'un couloir, avec cet air sombre et ces yeux perpétuellement aux aguets qu'il avait sûrement...

Ce soir, ma chambre, qui est pourtant l'endroit que je préfère, me paraît hostile. Étrangère. J'ai l'impression que dans la pâle clarté nocturne, mes objets familiers m'observent comme si j'étais devenue une ennemie. J'ai beau me cacher sous mes draps. Rien n'y fait. Il me semble que tout me rejette, même mes poupées, même le petit lapin en peluche que j'ai commandé pour Noël.

J'en suis sûre. On ne veut plus de moi. Je suis grosse, difforme, obèse. Je leur fais honte. Tout le monde répète à papa et maman que je suis anormale. Cela a fini par user leur amour pour moi.

Sinon pourquoi maman m'aurait-elle grondée à ce point, avant-hier ? Je n'avais rien fait de mal. Après l'école, j'en avais tellement marre que je suis allée me réfugier au bord de l'Orge. J'y retrouve un peu l'air et les senteurs du canal du Midi de ma petite enfance. Bien sûr, ce n'est pas exactement cela mais c'est mieux que rien.

Je regardais l'eau. J'observais les libellules. Et je me disais, toute seule, que j'apprendrais bien à nager. Ce doit être formidable de se glisser dans le courant, de se laisser prendre par la rivière et d'y être chez soi, comme les poissons.

D'accord, ce type, je ne le connaissais pas. Mais il avait l'air plutôt sympathique. Dans les dix-huit ans, je ne sais pas. A mon âge, on évalue difficilement celui des « vieux ».

On a parlé.

– Alors, comme ça, tu voudrais apprendre à nager ?

– J'aimerais...

Et nous voilà partis. Je barbote avec lui en petite culotte et il essaie de m'inculquer les rudiments de l'indienne. Le temps passe. Il fait beau. On se sèche au soleil de cette fin d'été. Il m'a cueilli des mûres. Je suis heureuse. Enfin quelqu'un qui me prend comme je suis.

Quelle trempe en rentrant !

Tu criais, maman. Je n'ai jamais vu pareille colère dans tes yeux. Je n'avais pourtant rien fait de mal.

J'ai compris.

Tu ne me veux plus. Je te fais honte. Je vous fais honte. La prochaine fois où nous irons à l'hôpital des Enfants-Malades, tu m'abandonneras à l'orphelinat.

Je ne veux pas.

Tout est calme dans l'appartement. Ils dorment. Par ma porte entrouverte, je n'entends rien d'autre que le ronronnement intermittent du réfrigérateur, là-bas, dans la cuisine. J'allume ma petite lampe de chevet. Mon bloc de papier à lettres. Voilà.

J'écris maladroitement, le cœur battant, les larmes aux yeux :

Mes parents me font mourir de faim. Ils m'emmènent toujours à l'hôpital pour maigrir. Je sais qu'ils vont m'y laisser. Je suis MALHEUREUSE. Aidez-moi !

Je balance subrepticement le mot, plié en quatre, par la fenêtre. Advienne que pourra.

C'est une voisine de l'immeuble qui a trouvé le message, le lendemain matin, en partant pour ses courses. Elle nous connaissait peu. On commençait déjà à vivre l'impersonnalité dangereuse et l'anonymat des logements de banlieue.

Maman est tombée du ciel quand la voisine en question est venue frapper à notre porte. La femme lui a tendu ma missive.

– Vous martyrisez votre enfant, madame!

– Mais...

– J'ai trouvé ce message sous sa fenêtre. J'ai préféré vous en parler avant de me rendre à la mairie ou au commissariat.

Ma pauvre mère! Partagée entre la stupéfaction et la colère, elle m'appelle sur-le-champ.

– Qu'est-ce que c'est que cette histoire? Anne, pourquoi as-tu écrit ça?

Je ne réponds pas. Je ne peux rien dire. Les mots s'arrêtent sur mes lèvres. Comment te dire, maman, que je suis en train de mourir de la méchanceté de ceux qui m'entourent? Comment te dire que je ne veux plus retourner à l'hôpital? Que je ne veux pas que tu m'abandonnes!

Ce n'est pas de ma faute si je suis grosse.

Je voudrais que tu lises tout cela dans mes yeux. Tu es ma mère. Toi seule peux me comprendre. C'est à toi, d'une certaine manière, que cet appel au secours était destiné...

La voisine est toujours sur le pas de la porte. Le regard de maman, complètement désemparée, va d'elle à moi. Elle bégaie. S'enlise dans ses explications...

– Une lubie de gosse... Anne n'est pas malheureuse... Problèmes médicaux...

Elle baisse la voix.

– Trop grosse pour son âge...

La voisine a-t-elle compris? A-t-elle seulement fait semblant pour s'en aller, n'en pensant pas moins et trouvant là une bonne occasion de papoter avec les gens du coin? Je ne sais plus. Tout ce dont je me souviens, c'est que mes pauvres parents ont conçu de toute cette histoire une honte énorme.

Pour les gens simples, le « qu'en-dira-t-on » est quelque

chose de terrible. Ils ont dû atrocement souffrir de ce qui pouvait se dire à leur propos dans le voisinage. Des gens qui laissent mourir de faim leur gosse. Qui veulent l'abandonner dans un orphelinat. Qui la battent peut-être...

C'était maladroit, ce geste, mais il n'y a pas de souffrance adroite. Je ne mourais pas de faim. Je mourais d'incommunicabilité. Je ne savais comment dire que pour moi, c'était l'enfer.

L'enfer des « bouboule », « grosse patate », « obèse ». L'enfer de la différence.

Mon énergie apparente n'était qu'une feinte. Ou bien une manière à moi de résister, de rester vivante. Anne, le garçon manqué qui battait tous les gamins aux billes, qui courait, se battait, était un leurre. La véritable petite Anne était une enfant désespérée qui ne comprenait pas pourquoi son pauvre corps différent faisait rire les uns méchamment et faisait peur à quelques autres.

Toute la douleur du monde n'empêche pas de grandir.

Il y a certainement plein de gens qui n'ont que d'heureux souvenirs de leur enfance. Mes plaisirs à moi, le grand air, une fête foraine, les mûres du bord de l'Orge, un lapin en peluche, sont gâtés. Quelque absolu qu'il soit, l'amour de mes parents n'a pas suffi à diluer complètement cette obsession venimeuse inscrite en moi dès mes premières années.

« Tu n'es pas comme les autres. »

« Tu es grosse. »

Je n'aurai pas assez de ma vie pour régler ce compte avec le destin.

– Elle n'est pas normale, cette gamine...

Combien de fois n'ai-je pas surpris, sans qu'ils s'en doutent, cette remarque furtive dans la bouche des adultes que je côtoyais alors ?

Institutrices, médecins, voisins, inconnus..., tout le monde semblait s'accorder sur mon misérable cas. Que d'épingles acérées et douloureuses incessamment fichées par tous ces inconscients – non, je suis sûre que, la plupart du temps, ce n'était même pas de la méchanceté – dans le cœur de la petite fille différente que j'étais malgré moi.

Ceux de mon âge y allaient plus franchement.

– Grosse noix de coco !

– Grosse patate !

– Hippopotame !

Cinglante, l'injure frappait de plein fouet à n'importe quel moment. Quand un jeu auquel je me donnais tout entière venait à tourner mal. A chaque fois qu'il fallait trouver un bouc émissaire ou simplement quelqu'un de trop.

Exclusion.

Condamnation sans appel.

Grands ou petits, familiers ou étrangers, ils m'ont faite

anormale. Ils ont inscrit pour toujours, en lettres brûlantes, indélébiles, ma différence. Ils ont fait de moi à tout jamais celle qui ne correspondait pas à la norme. La grosse. L'autre.

Est-ce que je leur en veux ?

Sincèrement, je n'en sais rien. Je ne veux pas jouer les grandes âmes magnanimes qui ont tout pardonné ou qui le prétendent. Je sais qu'alors, j'ai haï. Que je me suis haïe.

Ces êtres de ce passé pourtant révolu, ils ont sans doute oublié le mal qu'ils semaient en moi. Où qu'ils soient maintenant, quel qu'ait été leur destin, je les accuse de m'avoir enfermée dans le pire des enfers : celui, quotidien, d'un monstre. Non, le mot n'est pas trop fort. C'est bien ce que j'étais pour eux. C'est bien ainsi qu'ils me considéraient. C'est bien ainsi que je vivais. A cet âge béni où j'aurais pu, où j'aurais dû prendre cette part de bonheur et d'insouciance à laquelle tous les enfants ont droit, sans restriction de classe, de peau ou d'apparence physique.

Quand je me retourne aujourd'hui sur mes jeunes années, cette souffrance, je la ressens avec la même acuité qu'alors. C'est le même feu qui me tord le ventre à chacun des mots injurieux qui condamnaient mon corps. Quand ils me reviennent en mémoire et au cœur, je réintègre cette bulle d'isolement et de douleur dans laquelle ils me cloîtraient.

Mes paumes se portent malgré moi à mes oreilles pour leur en interdire l'accès. Le même feu me tord le ventre à chacune de ces injures qui condamnaient mon corps.

Je sais qu'il en sera ainsi, qu'il en est ainsi pour tous ceux et toutes celles qui ont été et sont dans mon cas, jusqu'à notre dernier souffle...

Avec cette impression, confuse et cuisante à la fois,

que c'est comme un bout de nous-mêmes qu'on nous a volé, qui n'a jamais grandi.

Je me souviens qu'il y a eu une trêve, un break comme on dirait aujourd'hui.

Je devais avoir dans les onze ou douze ans. Pour la première fois, l'année scolaire n'avait pas trop mal commencé. Je reprenais goût à la classe, aux matières enseignées. J'aimais de nouveau l'odeur de l'encre fraîche et de la craie, les vieilles cartes de géographie qui me faisaient rêver de voyages et d'aventures. Le moment de la récitation, instant béni, était redevenu un plaisir. Je sortais de nouveau de moi-même. Je m'exprimais.

Cette trêve, je la dois à une institutrice qui, enfin, m'avait comprise. Jamais une allusion à cette maudite surcharge pondérale. Dans ce corps, pour le monde entier différent, elle n'a vu, pour sa part, que la petite fille identique à toutes et que ce corps emprisonnait.

– Anne, tu t'occuperas du tableau.

Elle parle d'une voix égale. Elle sourit. D'elle, je ne revois que des cheveux châtains qui piégeaient les rayons du soleil d'automne éclaboussant, par les beaux après-midi de la saison, notre vieille salle de classe. Il faisait beau. Cette année-là, même le temps s'était mis de la partie.

Son visage ? Oublié. Son nom aussi. Je ne sais même plus si elle était jeune ou vieille, belle ou quelconque. Qu'importe. J'entends encore sa voix. Et son sourire a passé les années. Aussi vrai et intact qu'en ce temps-là.

– Anne, tu as merveilleusement récité ton poème.

Quand, le cours terminé, on sortait dans la cour ou on rentrait chez soi, personne ne m'agressait à propos de mon poids. On ne me rejetait plus. J'étais acceptée telle que j'étais. On ne me considérait plus comme un amas de graisse impersonnel voué aux sarcasmes, au défoulement des gens normaux et aux départements spécialisés des hôpitaux pour enfants.

Si ça se trouve, d'ailleurs, ils étaient toujours aussi virulents. Aussi injustes et injurieux. C'est moi qui ne les entendais plus. Quelle importance après tout. La compréhension et l'amour de cette institutrice avaient conjuré le mauvais sort.

J'étais enfin heureuse.

Ce fut l'époque de mes exploits aux billes dont j'ai déjà parlé. J'en serrais tout un sac, gagnées de haute lutte – calots, agates, plombs et pierres de lune –, dans un coin secret de ma chambre. Les garçons eux-mêmes me redoutaient. Leurs jeux, d'ailleurs, cela aussi je l'ai dit, m'attiraient bien davantage que les minauderies trop facilement méchantes de mes copines filles.

Il y a une trentaine d'années, Savigny-sur-Orge, c'était encore la campagne aux portes de Paris. A moins de cent mètres des immeubles champignons qui commençaient à surgir un peu partout, on se retrouvait en plein champ. La classe à peine finie, nous courions brûler notre jeune énergie dans la nature.

Courses, poursuites à perdre haleine, plaies et bosses, éclats de rire et guerres des boutons. Cette année-là fut une indicible parenthèse de bonheur dans ma vie déjà marquée au coin d'une cruelle différence.

Il y a aussi la maison. La grande maison.

Ma mère garde les enfants d'un chanteur de charme dont la femme écrit des livres. Ils en ont sept. Une véritable tribu !

Tout ce monde vit dans une immense demeure en meulière qu'entoure un vaste jardin cerné de hauts murs. Dès que j'en ai la possibilité, je m'y précipite. Cette famille, mi-bourgeoise mi-saltimbanque, me fascine.

Est-ce leur manière de vivre, ô combien plus naturelle et plus décontractée que la nôtre, petites gens ? Est-ce la maison elle-même, ses enfilades de pièces, les grands arbres du parc et les taillis dans lesquels on peut se perdre des après-midi entiers à jouer aux gendarmes et aux voleurs ou simplement à rêver ?

Les habitants autant que les lieux, sans doute. C'est pour moi comme une enclave d'ailleurs et d'aventures dans mon univers nécessairement un peu coincé aux entournures. Un coin de liberté miraculeusement épargné...

Dans le garage, allez savoir pourquoi, on a remisé... un piano ! Personne n'en joue plus. Il a peut-être connu de beaux jours et des doigts de virtuose, mais, pour l'instant, ils s'empoussière entre de vieux bidons et des cartons bourrés de magazines inutiles.

Nul doute qu'on me permettrait d'en jouer si j'en demandais la permission. Mais je n'ose pas. Peur du ridicule, bien sûr. Je n'ai pas la moindre notion de solfège. Simplement l'irrésistible envie de plaquer mes doigts sur les touches d'ivoire et d'écouter le son produit par l'instrument magique. Un de ces rêves de gosse dans lesquels on ne peut pas se tromper. C'est tout de suite la perfection, l'extase.

Alors je m'arrange pour être là un jour où il n'y a personne à proximité. De l'autre côté de la grande maison, ma mère et les autres ne peuvent pas m'entendre.

Je soulève le couvercle avec un peu d'appréhension. C'est la première fois. C'est dire que, pour moi, dont le rêve secret est, depuis quelque temps, de devenir chanteuse – rien que cela ! –, l'instant est d'importance !

Les touches de vieil ivoire brillent faiblement à la lumière diffuse du garage. Je les devine qui m'attendent, qui m'appellent. Je risque un doigt, une note au hasard. Une autre. Une autre encore. C'est merveilleux !

Une chanson me vient aux lèvres.

Un de ces airs à la mode que j'ai accroché par hasard sur la radio de ma mère et dont le rythme m'a séduite. Je me lance sans complexe mais pas sans voix. A tue-tête. Mes mains suivent.

C'est tout sauf de la perfection artistique. Plutôt une inénarrable cacophonie qui réveillerait des morts! Mon raffut, que je considère, sans le moindre complexe, comme une interprétation géniale de l'air en question, emplit l'espace vide du garage. Et c'est loin de s'arrêter là!

Pauvre piano! Pauvre chanson! Et... pauvre petite Anne innocente! Un massacre sur toute la ligne. Un boucan d'une agressivité difficilement égalable dont j'ai renouvelé la prestation à chaque fois que cela m'a été possible.

Et avec quelle joie! Avec quelle sincérité!

Jusqu'au jour où, tout de même, le petit Franck, l'un des gamins de la maison, m'a entendue faire mes gammes de chanteuse de variétés. Et convaincue que le piano était... disons... désaccordé et ma voix pas encore vraiment placée pour me livrer à de pareilles démonstrations.

Le petit Franck...

Il était légèrement plus âgé que moi. Et beaucoup plus déluré. Quand il parle des affaires des grands, des choses de l'amour, il se donne des airs importants de celui qui n'a plus rien à apprendre. Pour moi l'amour, c'est vague et tendrement délicieux à la fois. Des garçons et des filles très beaux et très riches s'embrassant dans des magazines. Je n'ose pas encore vraiment me mettre à la place de l'héroïne. Je me dis toujours que, pour cela, à mon âge, je ne saurais pas faire. Et que, de toute façon, il faudrait que je sois aussi jolie.

Cet après-midi-là, ses parents sont absents. Ma mère

et les autres gosses sont partis à la rivière. Nous sommes seuls, Franck et moi, dans la grande demeure.

Il a pris un air un peu mystérieux et très protecteur.

– Viens ! me dit-il dans un souffle. J'ai quelque chose à te montrer.

Confiante, je lui emboîte le pas.

Abandonnant l'allée bordée d'ifs qui fait le tour de la bâtisse, le voilà qui m'attire par la main au beau milieu du massif d'hortensias, sous les fenêtres du rez-de-chaussée. L'une d'entre elles est ouverte.

Je trouve bizarre et un peu idiot que nous n'entrions pas tout simplement par la porte. D'abord, il est interdit de piétiner les fleurs. Et ensuite, même si nous devons nous cacher pour faire ce qu'il a en tête, pourquoi rentrer par la fenêtre alors qu'il n'y a personne pour nous surprendre dans l'entrée ?

« Bon, je me dis, cela doit faire partie du jeu. » J'obéis. On grimpe et on se retrouve dans l'une des chambres du bas. Celle de sa grande sœur, je crois. Une chambre d'adolescente, avec des posters, des livres, des poupées, une guitare dans un coin.

Franck a toujours son visage sérieux. Pourtant, il hésite en ce moment, je le sens, il n'est plus tout à fait aussi sûr de lui. La scène qui va suivre, il l'a certainement répétée mille et une fois dans sa tête. C'est égal. Il n'est pas parfaitement à l'aise.

– Bien... Euh... maintenant, Anne, tu vas te coucher sur le lit...

Je ne vois rien de mal à cela. Je m'étends au milieu des fleurs multicolores du couvre-pieds. A deux pas du lit, Franck m'observe sans faire un geste. J'ai comme l'impression qu'il ne sait pas exactement quoi faire de ses mains. Il s'adresse à moi autrement que d'habitude, comme s'il avait un peu honte, les yeux ailleurs.

– Faudrait... faudrait que t'enlèves ta petite culotte.

– Qu'est-ce que tu dis ?

Je me suis détendue comme une arbalète. Qu'est-ce que c'est que cette histoire ! Je veux bien marcher dans toutes les combines des garçons. Mais il n'est pas question que j'enlève mon slip !

– Ben..., il fait, pas mal penaud, c'est ce qu'il faut faire. On ne peut pas faire ce genre de chose avec une petite culotte. Il faut l'enlever.

– Non !

Je ne veux pas, un point c'est tout. Que dirait ma mère si elle venait à savoir ? Même si je faisais tout pour lui cacher une horreur pareille, il me semble qu'elle le saurait ? Ce serait comme inscrit au milieu de mon front !

Assise sur le bord du lit, je dois être toute rouge. De honte plus que de colère. Mais Franck ne fait pas la différence. Il doit croire que je suis fâchée. Peut-être aussi que, prise de panique, je vais aller raconter à tout le monde, à commencer par ma mère qu'il craint comme la foudre, l'histoire de ce truc dégoûtant qu'il vient de me proposer.

– Je t'avertis ! Faut en parler à personne. Surtout pas aux parents. Sous peine de mort !

Et il se lance dans une explication compliquée et surtout très embarrassée. Ça n'a pas l'air tellement clair dans son esprit à lui non plus !

De tout ce qu'il me raconte, je déduis tant bien que mal qu'il s'agit d'un jeu. Mais d'un jeu très particulier. Quelque chose d'hypersecret. Comme qui dirait une sorte de rite qui vous fait entrer définitivement dans le monde des grands.

Moi, je me demande pourquoi diable il est nécessaire d'enlever sa culotte pour grandir. Ça paraît complètement idiot, sale et peut-être même dangereux.

Il cherche un argument définitif.

– J'ai déjà fait ça avec ma sœur. Plusieurs fois, il m'annonce d'un air faussement détaché.

– Avec Béatrice ?

– Ouais.

Béa, elle est un peu plus jeune que moi. Une petite blonde vive et délurée que j'envie en secret. Elle est fine comme une liane et aussi effrontée que, moi, je suis timide.

Je n'aime pas du tout cette histoire. Mais si la petite Béa est dans le coup, ça change tout. Admettons que je ne partage pas leur secret. Ils vont m'exclure. Me laisser pour compte chez les petits pendant qu'eux, ils continueront à grandir. Alors, nos jeux, nos courses folles, cette complicité qui nous lie et à laquelle je tiens plus qu'à tout, fini, terminé, révolu.

La petite Anne se retrouvera seule. Une fois de plus.

Je lui dis « d'accord ». J'accepte de m'étendre. Mais pas sur le lit. Je ne sais pas pourquoi, mais ça me paraît trop indécent. Sur le plancher. Et je garde ma petite culotte.

J'ai fermé les yeux. Je me crispe des pieds à la tête. Résignée à subir une bonne fois pour toutes ce qui doit se passer ensuite.

Il ne se passe rien du tout. Ou presque.

A son tour, Franck s'étend sur moi. Il est lourd pour son âge, le gaillard ! Et le voilà maintenant qui se met à remuer, à gigoter d'une façon que je trouve bizarre. En plus, il respire en faisant le plus de bruit possible. On dirait qu'il vient de courir un cent mètres.

Le rite secret s'arrête là.

Mon copain se relève. Apparemment fort satisfait de lui-même et de sa prestation. Curieux secret. Drôle de jeu. Je dois m'avouer que cet étrange cérémonial ne m'a pas appris grand-chose. S'il faut en passer par là pour rentrer dans le monde des adultes, ce n'est pas sorcier.

Tout de même, quelque part au fond de ma tête et de mon corps, il me reste de tout ça comme un trouble latent. Je ne connais rien de l'amour et des choses du sexe. A la maison, on n'en parle jamais. Tabou. Rideau complet.

Ce quelque chose, vague et confus, gênant et délicieux à la fois, ce quelque chose qui m'arrive pour la première fois, une petite voix secrète me souffle de n'en pas parler à ma mère. Surtout pas. Je suis bien certaine, sans m'expliquer pourquoi, qu'elle rentrerait dans une fureur noire et que je prendrais l'engueulade de ma vie !

J'en parlerai à ma copine Elizabeth, tiens ! Elle est plus grande que moi. Elle a déjà des rendez-vous avec des garçons. Quand on y fait allusion, elle prend un air lointain et flatté en même temps. Je suis sûre qu'elle saura.

Je lui ai confié le lendemain, dès la sortie de l'école, tous les détails de mon premier émoi. Tout. Le comportement absurde et attachant à la fois de Franck. Mon refus d'enlever ma petite culotte. Cette sensation bizarre faite d'un mélange subtil de peur, de dégoût et d'attirance pour mon partenaire.

Elle n'a pas répondu à mes questions, Elizabeth. Mais ça l'a drôlement fait rire.

Je n'en saurai pas plus à treize ans, quand apparaîtront mes premières règles. Maman m'expliqua sans entrer dans les détails que, désormais, j'étais devenue une petite femme. Elle fut, comme l'étaient souvent les parents en ce temps-là, très précise sur les questions d'hygiène intime et très vague en ce qui concernait la vie sexuelle en général et en particulier.

Alors je restais dans mon enfance.

Heureuse en ces années qui ne reviendront plus. Mes ultimes années de bonheur, avant de sauter dans l'abîme de ce qu'allait devenir ma vie. Avant de me confronter, sans le moindre bouclier, à la méchanceté et à la stupidité du monde.

Avant d'être une obèse adulte et consciente.

Si j'en ai connu d'autres, de ces parenthèses de sérénité fugitive, il me semble qu'elles n'ont jamais ressemblé tout à fait à cette époque privilégiée entre toutes.

Trésor suprême de l'enfance.

Temps béni d'inconscience et d'énergie vive. Chaque instant est éternité. Le moindre minuscule bonheur a la dimension d'un univers. Il n'existe pas d'hier, pas de lendemain. Ni souvenirs acides, ni angoisses de l'heure qui va bientôt sonner. Seule compte la minute, la seconde qu'on vit.

L'air un peu lourd et odorant de cet automne qui enflammait mes jeunes bronches au terme d'une course effrénée dont je venais de sortir victorieuse. Mon sac de toile bourré de billes multicolores. La rivière aux reflets de cuivre et d'argent quand descend le soir et que montent des senteurs d'humus et des dernières reines des prés le long des berges désertées. La grande maison, son piano et... Franck, pourquoi pas ?

En quarante ans de chemin, je crois pouvoir dire que je n'ai pas été très gâtée. Mais je me dis parfois que ces moments rachètent tout. Quand j'ai de la peine ou des ennuis, je les revis dans un coin de ma tête où les autres ne vont pas souvent. Leur souvenir et quelques autres me rendent plus forte, plus armée face à l'adversité.

Et je voudrais alors que tous les gosses du monde en vivent au moins une fois dans leur enfance, quelque malheureuse ou sordide qu'elle soit, d'aussi intenses.

Pour ce Noël-là, j'ai commandé un baigneur avec une barboteuse jaune et des petits chaussons de la même couleur.

C'est aussi l'année de ma communion solennelle.

Sans être, il s'en faut, une petite oie blanche confite en dévotion, la religion m'attire. Au catéchisme, j'écouterais des heures le vieux prêtre nous raconter les merveilleuses histoires de la Bible et des Évangiles. Moi, le garçon manqué, comme on m'appelle, c'est bien le seul endroit où je parvienne à me tenir tranquille!

Il n'y a que ces histoires de confession qui me gênent dans la pratique religieuse. Raconter sa vie dans la pénombre du confessionnal, à travers une grille de bois derrière laquelle plane on ne sait trop quelle obscure menace... Je me demande toujours si c'est vraiment mon bon curé du caté qui est là ou si c'est Dieu qui l'a remplacé parce que j'ai commis beaucoup trop de péchés!

Et puis sortir de la boîte devant tout le monde, aller jusqu'au premier banc de l'église réciter ses *Pater* et ses *Ave* de pénitence. Je suis toute rouge. Je baisse la tête. Un fielleux sentiment de culpabilité m'enflamme l'amour-propre.

J'ai l'impression qu'à ces moments précis, Dieu et les fidèles ressemblent à cette maudite institutrice de mes débuts à l'école de Savigny, à l'infirmière revêche, à l'endocrinologue inhumain des Enfants-Malades... Tous ceux qui condamnaient ma graisse superflue. Qui la vouaient aux enfers comme un péché mortel.

Étrange sensation parallèle.

Intuition d'enfance déjà profondément meurtrie.

Ça ne dure pas. Un nuage passager vite dissipé. Dieu, et son message de lumière, retrouvent très vite le bon visage et les yeux infiniment doux du vieux prêtre qui parle d'amour, de souci des autres, de charité et de pardon.

Dans mon aube blanche immaculée, sous mon voile que maman a tendrement drapé autour de mes longs cheveux, le matin de ma communion solennelle, je suis fière et immensément heureuse.

A moi-même, à Dieu, au monde entier et à je ne sais qui encore, je promets d'être bonne, d'aimer, de pardonner toujours.

Quoi que je fasse et quoi qu'il m'advienne de peine et d'adversité du fait de la cruauté d'autrui, je ne suis jamais parvenue à me défaire de cette promesse.

J'en ai souffert. J'en souffre encore. Il n'est pas facile de tendre l'autre joue quand on vient de vous gifler injustement à toute volée.

Pourtant je ne regrette pas. Je préfère être ainsi.

L'amour a raison de tous les venins.

– Tu vois, Anne, le grand blond, là-bas, sur sa Vespa...

Comme d'habitude, ça n'a pas manqué!

Francine, ma nouvelle copine, est encore tombée amoureuse. Un cœur d'artichaut, celle-là. Dès qu'un nouveau garçon se présente dans le quartier, elle fond.

Oubliés tous les précédents. Enterrés. Aux orties, les serments et les « je t'aime pour toujours » prononcés il y a moins d'une semaine dans les bras du petit brun de Juvisy. Celui qui avait une fossette au menton « tellement chou » et un blouson en faux daim.

Aujourd'hui, c'est le blond avec sa Vespa et des rouflaquettes jusque dans le cou qui l'intéresse, Francine. Il faut avouer qu'avec ses immenses yeux bleus et leur langueur étudiée, ses longs cheveux couleur de miel et sa minijupe tout ce qu'il y a de suggestif, elle sait y faire, la belle.

Le nouveau flirt qu'elle convoite ne va pas manquer de lui tomber tout rôti dans le bec. Alors pourquoi se gêner ? Il suffit de lui faire savoir que c'est son tour. D'autant qu'il a l'air, depuis un certain temps, de s'intéresser à nous. A elle.

Pas à moi, bien sûr.

Avec mes quatre-vingt-cinq kilos bien tassés pour un

tout petit mètre soixante-quatre, il n'y a pas de danger pour que ça m'arrive. Les grosses n'ont pas la cote. Au mieux, ce qu'elles attirent, ce sont les plaisanteries et les sarcasmes.

En l'occurrence, moi, la grosse, je suis bonne pour faire les courses.

Mon rôle, dans mon amitié avec Francine, se bornera à aller trouver le minet qui nous reluque du coin de l'œil à l'angle opposé de la place.

Je lui dirai :

– Excusez-moi, excuse-moi... Ma copine, Francine... tu la vois... la jolie blonde là-bas, de l'autre côté. Eh bien...

Il ne fait même pas attention à moi. Pas un regard. Il a les yeux pleins de Francine. Je n'ai même pas droit à une réponse. J'ai à peine fini de m'embrouiller dans mes explications qu'il a déjà démarré dans sa direction.

Je reste quelques instants à les regarder se rejoindre. Ils échangent quelques mots que je ne peux pas entendre. Mais je les devine, je les invente puisque pour moi on ne les a jamais prononcés.

Francine rit. Minaude. Elle finit par monter sur le tansad de la Vespa. S'accroche à lui plus qu'il ne faudrait. Pose son petit minois contre son dos.

Lui, il roule des mécaniques. Fait rugir son moteur pour l'impressionner. Ils disparaissent dans une rue latérale.

J'ai seize ans.

Francine et sa copine Nicole, une petite brune aux cheveux courts, mignonne comme un cœur, acceptent ma présence. A condition que je leur serve à quelque chose. On ne se l'est jamais dit. C'est tacite. Cela fait partie du marché.

Des filles pleines de charme, Francine et Nicole. Elles aiment les garçons et ceux-ci leur rendent bien. Moi, la grosse, la vierge effacée et timide, bourrée de complexes, je leur sers de faire-valoir. Ou bien je porte leurs messages. J'assume aussi leurs ruptures.

Il me faut bien acheter d'une manière ou d'une autre ce que j'appelle alors leur amitié. Je sais, le mot est trop fort. Ce n'est pas celui qui convient. Mais à cette époque, bien que j'aie déjà souffert au-delà de ce qu'on peut imaginer de mon état, je n'ai pas encore assez vécu sans doute pour mesurer quel est le sens exact et exigeant du mot « amitié ».

Je suis naïve. La solitude me pèse. Atrocement. Pour ce qui est de mes complexes, ce n'est même pas la peine d'en parler. Les autres ne viennent pas à moi. J'ai besoin d'aller à eux. Je veux vivre. Du moins survivre.

Qu'en importe le prix!

Je donnerais ma mère pour être admise dans la compagnie de ces filles de mon âge, belles et attirantes. Des adolescentes qui ont tout pour elles. Alors que je n'ai rien.

Alors, je suis prête à tout. Aucune concession ne me rebute. Je souffre de passer pour une idiote énorme et laide, mais je l'accepte pourvu qu'on m'accepte.

J'ai dû admettre, une bonne fois pour toutes, que je n'étais pas comme les autres. Handicapée de mes formes, de mon apparence, mon sort, désormais, est de négocier mon infirmité. Cela paraît monstrueux, négocier... Et pourtant, je n'ai pas le choix.

Le doux répit de ma préadolescence aura été de courte durée.

C'est désormais le temps de la tricherie. Des masques et des faux-semblants. Quand je suis avec les autres, Nicole, Francine ou n'importe qui, je joue un rôle. Je travestis mes sentiments véritables. Et quand je me retrouve seule, dans ma chambre, la réalité est trop horrible. Alors je m'enfuis. Je vis par procuration, ailleurs. Je rêve.

Je suis mince et belle. J'ai du succès. Je fais un malheur dans une carrière d'artiste. Je rencontre le grand amour. Mais à chaque fois, le jour se lève. La délicieuse illusion s'estompe. Le réel s'impose. Cruel et implacable.

Dès quatorze, quinze ans, je me suis rendue à l'évidence : je n'ai aucune chance, avec tout ce que je traîne déjà derrière moi. Reproches. Exclusions malsaines. Images négatives. Dégoûts que j'ai suscités ou dont on m'a rendue responsable. Paroles terribles que l'on m'a jetées au visage et au cœur dès que j'ai franchi les portes de l'école. Dans la rue, partout autour de moi, ce n'était pas mieux.

Mon corps qui dérange... J'en ai pris définitivement conscience.

Mes parents m'ont inscrite au lycée technique d'Arpajon. Pour moi, ce devrait être une grande première. L'école secondaire, l'indépendance, la fin de l'enfance.

Tout est nouveau. Les copains et les copines ont une autre tête, une mentalité différente. On a plein de profs. Un pour chaque matière. Et puis je prends le train toute seule. Comme une grande. La liberté, quoi !

Non.

On me fait peu d'allusions à ce sujet. Mais je sens bien que, dans ce nouvel univers, je suis la « grosse », comme je l'étais dans l'ancien. Rien n'a vraiment changé. Je m'intègre mal, pas naturellement. Je sais bien que pour n'importe lequel de mes nouveaux interlocuteurs l'injure terrible est imminente. Aux bords des lèvres. Dès que je commettrai le moindre faux pas.

Alors je truque sans cesse.

Je suis triste à mourir et pourtant je fais le clown, le boute-en-train. En cours, une fois sur deux, je me fais tellement remarquer que je me retrouve à la porte. Et quand je chante *Faire pipi sur le gazon* derrière le dos du professeur d'histoire-géo qui est un peu sourd, la classe entière rigole. Je me fais prendre, évidemment. Claque. Colle. L'hilarité générale est à son comble.

On m'admet à cause de toutes ces singeries. Au fond de moi-même, je me hais. Je sais que je suis en train de gâcher mes études. Que je me détruis un peu plus à chaque pitrerie.

Mais au moins, on ne me traite pas d'obèse. J'achète à ce prix ma place dans la société des autres. Élève dissipée. Gamine impertinente. Enfant perturbée. Tout, plutôt que « grosse noix », « gros tas » ou « patate ».

Le soir pourtant finit toujours par revenir.

Je suis seule, au fond de mon lit. Et là, je me retrouve face à moi-même, sans fard ni faux-semblant. Toute la sainte journée, j'ai beau m'efforcer de passer pour une infatigable marrante, pour la plus sympa des filles. J'ai beau, en apparence, m'intégrer parfaitement à la classe et aux bandes de copines, tout ça, c'est du vent, c'est de la frime !

On m'accepte. On m'aime. D'accord.

Mais jamais pour ce que je suis vraiment, au fond de moi. Parce que dans ta vérité intime, Anne, tu n'es pas acceptable. Tu n'es pas comme les autres.

Tu es marquée à tout jamais par le regard que l'on porte sur toi. Sur ce corps trop ample qui t'emprisonne. Cet embonpoint contre lequel tu ne peux rien. Ce regard, il te faut le détourner. C'est pour cela que tu fais semblant. Que tu as recours aux trucages.

Dans le silence de ma chambre, enfouie sous mes draps, je pleure. Des heures durant. Toutes les larmes de ce corps maudit. C'est ma graisse entière qui pleure dans ma tête, dans mes veines, dans la moindre de mes cellules.

Demain, je me jure, je me jetterai du train ! Non, je vais plutôt me jeter du troisième étage. En bas, c'est du macadam. Je n'ai aucune chance de survivre et je ne souffrirai pas.

Une nuit, je me suis approchée de ma fenêtre, plus ou moins décidée à en finir. J'ai regardé la nuit en pensant que c'était la dernière fois. Il y avait un peu de brume. Le réverbère veillait sur la placette déserte diffusant dans l'espace incertain sa curieuse lumière un peu fantasmatique. Les arbres aussi montaient la garde. Je me suis dit idiotement qu'ils devaient attendre le jour avec leur air d'empêcher chacune de leurs moindres feuilles de frémir. Toutes les maisons alentour étaient closes, endormies. Un train a sifflé au loin. Si loin que cela m'a semblé dans un autre monde.

Je pleurais toujours. Mais insensiblement, c'étaient des larmes différentes. Les larmes de quelqu'un d'autre, d'une partie de moi-même dont il fallait à tout prix me détacher. Des larmes de liberté, en quelque sorte.

Je n'avais plus envie de mourir. Tout d'un coup. Même plus parce qu'en me détruisant j'allais faire une peine immense à mon père, à ma mère, à mon petit frère, à ma famille. Le genre d'argument, valable ou fallacieux, je n'en sais rien, qui m'avait longtemps retenue d'enjamber la rambarde de cette fenêtre.

Je ne me détruirai pas parce que c'est lâche. Je lutterai. J'accepterai ce sort, j'accepterai ce corps jusqu'à ce que le temps me rende des comptes pour ma patience et ma ténacité.

Grosse, énorme, obèse, je vivrai en dépit de tout et de tous.

Je ne pleure plus. Il y a un peu de brise. Les feuilles des trembles ont fini par frémir.

J'ai eu confusément l'impression que la lumière du réverbère se faisait soudain plus chaleureuse, comme pour lutter contre l'envahissante bruine.

Quelqu'un a allumé une lampe dans l'immeuble en face.

Une autre vie. Un autre destin. Une autre souffrance s'éveillant d'un cauchemar peut-être.

La petite Anne est retournée dormir.

Pas tout à fait rassurée. Mais un peu plus forte. Un tout petit peu. Assez pour ne pas se jeter du troisième étage d'une H.L.M. de banlieue. Elle a rêvé, je crois, cette nuit-là, de la lumière solitaire qui avait jailli dans le noir de la façade d'en face.

Bien plus tard, par une semblable nuit de basses eaux, j'ai trouvé quelque part un proverbe chinois que j'ai inscrit en exergue des mauvais jours. « Il vaut mieux, dit-il, allumer une petite lampe dans la nuit que de maudire l'obscurité. »

Cette nuit-là, un étranger, un inconnu l'a fait pour moi. Sans rien savoir de ma souffrance. Par hasard ? Je ne crois pas. Une vie ne tient pas qu'au hasard. On a tous sa providence.

La mienne veillait sur moi, à sa manière, dans l'ombre menaçante de ma pauvre solitude.

J'ai continué de truquer. Il fallait bien. J'étais simplement plus consciente des deux personnalités qui cohabitaient bon an mal an dans ma grosseur.

Pour tout le monde, Anne la rigolote, la bonne grosse copine, la confidente à laquelle on peut tout raconter, l'optimiste à tout crin, celle qui remonterait l'âme de tous les déprimés de la terre et de quelques autres encore.

Pour moi, et pour moi seule, Anne la tristesse. Mais aussi l'enragée de survivre au mépris de son handicap. Anne la patience. Qui pleure parfois, souvent. En secret. Et qui se jure que la vie lui donnera bien un jour sa revanche. Anne qui marche, bancale, un pied dans ses godasses et un autre à côté, vaille que vaille, deux pas en avant et parfois trois en arrière, en direction de l'âge adulte.

Aujourd'hui, c'est Nicole qui a des problèmes de cœur. Quels autres problèmes pourrait-elle avoir ? Je l'envie, tu parles. Je voudrais bien avoir les mêmes. J'en chialerais. Et au lieu de cela, de lui dire : « T'as bien de la chance de pouvoir te permettre de choisir entre deux flirts, je ne peux pas me permettre, moi, d'en espérer l'ombre d'un seul », j'éclate de rire, je la prends par l'épaule. C'est fou ce que les grosses sont maternelles ! Je dis :

– Allons, allons ! ma petite Nicole...

Elle est plus âgée que moi mais ça fait rien. Ou plutôt ça fait partie du mensonge.

– C'est rien. Il va bien finir par faire attention à toi, Patrick. Tu veux que je lui glisse un mot pour toi au café. Il joue au flipper tous les samedis après-midi au *Tabac du Progrès*. J'y vais si tu y tiens.

Ce que je ne manque pas de faire le samedi qui suit. Nicole sort avec Patrick. Et les deux n'ont pas échangé leur premier baiser qu'ils ont oublié l'entremetteuse !

Le goût d'un baiser, je l'ignore. Parfois j'imagine la sensation qui m'envelopperait tout entière en tenant une main qui m'aime dans la mienne. Je rêve de doigts doux caressant mes cheveux. De balades à deux le long de la rivière, d'une épaule de garçon sur laquelle poser amoureusement mon front.

Songes d'adolescente. Toutes les filles du monde les bercent dans leur cœur et ils se réalisent un jour.

Pas moi.

Au bal où nous nous rendons avec Nicole et Françoise, le samedi soir, je fais tapisserie. Elles vont de rock en slow, de garçon en garçon. Moi, sur ma chaise, je danse dans ma tête. La musique, que j'aime tant, il m'est interdit de la laisser glisser dans mon corps trop gros, de la sentir mouvoir mes jambes, mes hanches, de la partager avec le corps de quelqu'un.

Elles reviennent avec un nouveau flirt qu'elles tiennent par la main.

– Tu t'amuses, Anne ?

Je dis :

– Ah ouais ! Je m'éclate !

Je crève de dépit, mais ça fait rien. Une grosse s'éclate toujours. Elle vit, elle rêve, elle aime par procuration. On la pose dans un coin comme une plante verte ou un quelconque bibelot. Les autres s'amusent. Elle trouve son compte à les voir s'éclater et doit faire avec.

Après tout, la grosse, on la trimbale derrière nous, pas vrai ? En échange, on la garde sous le coude en cas de nécessité. Ça, c'est normal. Qu'elle paye au moins sa présence. En faisant se marrer tout le monde, par exemple, quand la soirée a tendance à s'endormir...

Elle aura droit à un mot, à un susucre de temps en temps. Une grosse, c'est comme un bon chien.

Je l'avais, mon susucre, j'étais aux anges, ce fameux week-end de juin où Francine m'avait invitée, avec Nicole, à passer deux jours près de Reims, dans la maison de campagne de sa famille.

C'était la première fois qu'elles m'emmenaient ainsi. J'avais l'impression d'avoir gagné. Maman aussi avait dit oui à mon escapade. Et, croyez-moi, ça n'avait pas été une petite affaire !

C'est parti. On embarque à quatre dans une mini Austin. On roule. Je suis dans un état d'excitation invraisemblable. Ça va être un week-end formidable. On sera entre nous. Plus de parents sur le dos. Et il paraît que demain soir, à Reims, c'est la fête foraine...

S'il existe quelque chose au monde qui me fascine et me transporte, c'est bien les manèges, les loteries, les tirs, la féerie des néons et des rengaines populaires des fêtes foraines. Poupées gitanes et barbes à papa, pommes d'amour, autos-tampon, je me damnerais, aujourd'hui encore, pour ces ambiances. C'est dire si, ce soir de juin, je me promets de bons moments !

L'arrivée à la maison des parents de Francine est moins

gaie que le voyage. Ils ont oublié la clef. « Pas de problème, déclare l'un des frères de ma copine. Il y a une fenêtre du rez-de-chaussée qui ferme mal. On va entrer par là. »

Pour eux tous, effectivement, cela se passe sans heurt. Ils sont souples et minces. La fenêtre n'est qu'à un mètre cinquante du sol. Une traction, un rétablissement et voilà le travail.

Pour moi, c'est une autre paire de manches. Impossible de me hisser sur le rebord. Mon corps, lourd et gauche, retombe toujours dans les fusains, en bas. On essaie de me tirer par les bras tandis qu'un autre me pousse par les fesses. Rien à faire.

Je sue sang et eau. Et c'est peu dire que je suis vexée comme un rat mort. La honte m'enlève encore des forces, m'annihile un peu plus à chaque tentative, me réduit à l'état d'énorme chose molle incapable de s'assumer.

J'en chiale de rage et d'humiliation. Mais il fait nuit. Ils ne voient pas. Eux, ils s'esclaffent. Ça ressemble à un gag. C'en est un. Sauf pour moi.

– On n'y arrivera jamais comme ça, décrète le grand frère de Francine. Faut trouver un support.

Un autre imbécile propose un palan! Ils rient de plus belle. Une grue! C'est l'hystérie collective. Un monte-charge de haut fourneau! Que sais-je encore. Je n'entends plus que leurs rires qui me transpercent comme autant d'épées.

– On va essayer avec une chaise!

Chose dite, chose faite. Les voilà qui font descendre un siège récupéré dans la pièce où je suis censée me hisser. Je m'assois dessus. On tire d'en haut par le dossier. On assure au niveau des quatre pieds. Bref, je viens enfin à niveau. Je passe tant bien que mal la rambarde de fonte. Me voilà dans la chambre. On reprend souffle et les rires, les quolibets de repartir de plus belle.

Mes larmes, ils ne les ont pas vues. Sans doute les ont-ils prises pour de la sueur ou, simplement, ils étaient dans une autre histoire, pas la mienne.

Qu'est-ce qu'elle pouvait faire, la grosse ? Se remettre à chialer ? Leur expliquer ? Ils n'auraient pas compris. Alors j'ai rigolé avec eux.

La soirée et le week-end avaient mal commencé. Ça ne s'est pas amélioré par la suite. Un rapide pique-nique agrémenté de commentaires sur l'épisode de la chaise et nous voilà partis à la fête.

– Anne, tu veux être gentille ?

Comment voulez-vous que je réponde à une question pareille ? Est-ce que j'ai jamais eu la possibilité de dire non ?

– Alors, tu jettes un œil sur Thierry, le petit. On ne voudrait pas qu'il lui arrive quelque chose. Les parents nous l'ont confié...

Thierry, c'est un môme d'une douzaine d'années. Pas plus indiscipliné ou méchant que n'importe quel môme. Encombrant, c'est tout. Je pensais m'éclater, libre de toute entrave, tout entière à moi-même, à ma bande et à la fête. Et me voilà liée aux quatre fers, flanquée de cet irresponsable qu'on m'a demandé de chaperonner.

J'enrage.

Et une fois de plus, j'accepte. Je fais bonne figure.

– Ne vous faites pas de bile : j'aurai l'œil sur lui, et le bon ! On va bien se marrer ensemble ! Pas vrai, Thierry ?

Il s'en fout. Les autres, eux, s'amusent, flirtent à qui mieux mieux dans les autos-tampon, vivent avec leur âge, quoi. Moi, je m'ennuie à crever en compagnie du petit. J'ai l'habitude. C'est dur quand même.

Thierry finit par me convaincre d'aller miser avec lui sur je ne sais quelle loterie débile, à l'autre bout de la fête. Je devrais dire non. Mais qu'importe à présent. Ma soirée est gâchée. Je me suis enfermée dans la bulle de solitude qui me sert de refuge en de pareilles circonstances.

La musique, les rires, le grincement des manèges, les haut-parleurs qui battent le rappel, tout cela me parvient de très loin. A travers un rideau de larmes que j'ai toute la peine du monde à ne pas laisser monter jusqu'à mes yeux.

Même au milieu de ce que j'aime le plus – la fête –, mon état m'emprisonne. Les crispations familières me reviennent au ventre. Je suis le gosse.

Quand on revient à la recherche des autres, une bonne demi-heure plus tard, il est furieux de ne pas avoir réussi à décrocher un transistor de pacotille. J'essaie de le consoler. Je suis trop bonne. Qui me console, moi ?

Où ont-ils bien pu passer ? Aux autos-tampon, à proximité du train fantôme, leur terrain de prédilection, et pour cause, personne. Pas de Francine ! Pas de Nicole ! Aucun garçon de l'équipe !

J'essaie de me renseigner :

– Vous n'auriez pas vu une blonde et une brune ? Vous savez, celles qui... Oui... un grand brun avec un blouson de cuir...

Une fille qui les connaît finit par me dire qu'elle les a aperçus au moment où ils quittaient la fête.

– Ils ont dû aller faire une balade en bagnole. Je les connais. Ils reviendront.

Le vague renseignement de la donzelle est loin de me rassurer. Et moi, alors ? Je sais à peine le nom du village où se trouve la maison de campagne des parents de Francine. Qu'est-ce que je vais faire toute seule dans cette ville inconnue ?

Mon angoisse est à son comble quand je m'avise que le gosse n'est plus avec moi. Je cours la fête pour essayer de le retrouver. Il n'est nulle part. Panique. J'aborde n'importe qui. Je décris mon petit copain. Je donne son nom. Ce manège infernal dure une demi-heure, une heure, je ne sais plus.

Un couple finit par me dire qu'ils le connaissent,

effectivement, le petit Thierry. Non, il n'habite pas très loin. Il a dû en avoir assez et rentrer chez lui...

C'est le bouquet! Ainsi, on m'avait confié un môme parfaitement capable de se débrouiller tout seul!

Dans le but de m'écarter, c'est sûr. Pour les bonnes choses, je suis encombrante. Quand il s'agit d'aider, de consoler, de faire rire, on a besoin de moi. Quand tout va bien, on me jette.

Quand ils ont décidé d'aller faire leur virée, ont-ils seulement pensé que j'existais ? Même pas. La grosse noix de coco, comme ils doivent m'appeler entre eux, elle aurait gâté leur plaisir. Se soucier d'elle ? De ses peurs ? « Est-ce qu'elle ne va pas s'affoler en ne nous voyant plus ? Bien sûr que non, voyons. » Une grosse, ça ne s'affole pas! « Est-ce que ça peut réagir seulement comme nous, les jeunes normaux, une grosse ? »

C'est la première fois que je me retrouve seule, loin de chez moi, au milieu d'inconnus, peut-être dangereux, sans un sou en poche.

Les derniers badauds quittent la fête. Un à un, les stands ferment. A l'exception de quelques jeunes aux allures de voyous, il n'y a pratiquement plus personne sur la place. Les lumières s'éteignent. Tombe le silence.

J'ai peur. J'ai froid de l'intérieur. Que vais-je devenir ? Ces trois types, là-bas, dans la pénombre, ils vont me tomber dessus et me faire je ne sais quoi, c'est sûr!

Je me mets à courir. Je sais qu'avec mes jambes, je n'atteindrai jamais le village des parents de Francine. J'ai quand même encore assez de présence d'esprit pour m'enfuir dans cette direction plutôt que d'aller me perdre dans les ruelles sombres de la ville.

Je cours jusqu'au bout de mon souffle. Pas très loin. Une station de bus. Il y a de l'éclairage. Je m'affale, à bout, sur la banquette glaciale, sous l'abri.

Combien de temps suis-je restée là, frissonnante,

perdue, au comble du désespoir ? Je ne sais pas. Ils sont arrivés, passé le milieu de la nuit. Pétant la forme. Pour eux, pas de doute, la soirée avait été fantastique.

Et c'est tout juste si je n'ai pas eu droit à leurs reproches.

– Ah! Enfin, on te retrouve! On se demandait bien où tu étais passée.

Ils n'ont quand même pas ajouté qu'ils s'étaient fait du souci pour mon sort!

« Merci quand même, j'ai pensé, je suis touchée des attentions tardives que vous daignez me porter. Des amis, pas de problème, vous l'êtes. Je ne vous dois rien, au moins ? »

Je l'ai pensé, tout cela, seulement pensé. Un des garçons a grommelé, quand je suis montée dans la voiture.

– Qu'est-ce que tu peux tenir comme place!

Sympa, ce genre de réflexion pour couronner le tout.

Je n'ai rien dit. Ma panique, ma solitude, j'ai tout gardé pour moi.

Ils auraient été capables d'en rire.

Incapable de trouver le sommeil, je me recroqueville, pauvre chose perdue et meurtrie, dans ce mauvais lit de passage. Fiévreuse. Tremblante. Apeurée. Je me fais l'effet d'un vilain petit animal égaré, réfugié faute de mieux dans quelque fourré humide.

Les draps sont froids, étrangers, hostiles.

Ils m'ont laissée seule, ce soir, dans cette sinistre bicoque. Après mes désagréables mésaventures de la nuit dernière, il n'était pas question que je sorte en compagnie des autres, de toute façon. Pour leur servir encore une fois de souffre-douleur ou rester en plan comme une vieille chaussette ? Merci bien.

Qu'ils aillent au diable !

Ils sont partis, m'ont-ils dit, danser dans un bled voisin. Je n'avais la force de faire semblant. Alors j'ai prétexté que j'avais pris froid, hier, à les attendre des heures et des heures dans ce maudit abri de bus où se donnaient rendez-vous tous les courants d'air du département.

Ce n'est qu'une moitié de mensonge. Je me suis vraiment sentie patraque toute la journée. Grippe latente et dépit, peine, solitude du cœur.

Vrai que je me sens mal. Dans ma tête. Dans ma peau. Dans ma graisse. Et cette chambre, la maison tout entière, n'arrangent rien. C'est la première fois que je me retrouve loin de chez moi. Des murs rassurants de ma chambre, de mes bibelots familiers, de mes refuges. Loin des miens...

Cette pièce, son odeur surtout, entre moisi, salpêtre et vieux chiffons, m'insupportent.

Nous sommes en juin. Et pourtant il fait froid comme une fin d'automne. La nuit, autour de moi, a cette moiteur insidieuse et glaciale des vieilles bâtisses inhospitalières que l'on n'a pas aérées depuis une éternité. On a toujours l'impression que quelqu'un vient tout juste d'y mourir.

Je frissonne au bord des larmes en ressassant mes tortures.

Obsédant, mon petit cinéma intérieur rediffuse sans le moindre répit ses images blessantes. La chaise qui s'élève tant bien que mal jusqu'à la fenêtre du rez-de-chaussée. Avec, dessus, mes cent soixante livres d'amour-propre bafoué. Leurs plaisanteries stupides et leurs rires couteaux. La fête. L'Abribus. Cauchemars éveillés. La grosse « qui en tient de la place » dans leur maudite Austin...

Nicole ! Francine ! Vous toutes ! Je donnerais je ne sais quoi pour être semblable à vous ! Pour habiter un corps qu'on ne regarde pas seulement pour le plaindre, en glousser ou le mettre au pilori. Nicole ! Francine ! Je vous appelle, mes amies. Écoutez le cri muet de ma solitude. J'existe ! Ma chair est laide mais elle abrite un cœur !

Ne pas pleurer. C'est inutile, les larmes. Je dois me durcir. Être forte. Seule mais inébranlable. Je pense intensément à ma petite lumière dans la nuit.

Dans la nuit...

Un bruit !

Pas de doute. Je ne me trompe pas. Ça ne peut pas être un vieux meuble ou quelque latte du plancher disjoint qui vient de craquer. Quelqu'un essaie bel et bien de pénétrer dans la maison !

Je tends l'oreille, paralysée de terreur. Qui donc pourrait bien venir à cette heure ? Les parents de Francine sont à des lieues. Un voisin ? C'est trop tard et puis il sonnerait. La bande, quant à elle, ne sera pas de retour avant le petit matin. Le frère de Francine est repassé en début de soirée, il doit y avoir deux ou trois heures, pour prendre ses allumettes qu'il avait oubliées. Il m'a dit qu'ils avaient l'intention de faire la fermeture du dancing.

Alors un rôdeur ? Un type qui pense que la maison est déserte et qui vient pour cambrioler ? C'est ça, un cambrioleur !

Le bruit de nouveau. Comme un grincement. Cela vient de la cuisine à côté. On essaie d'ouvrir les persiennes.

– Oh, là-dedans ! Y a quelqu'un !

Je respire, soulagée. Je ne connais pas cette voix mais ce ne doit pas être un bandit. Quelqu'un de malhonnête ne se manifesterait pas en frappant au volet et en s'annonçant de cette manière. Rassurée, je me lève et j'allume.

J'aurais mieux fait de rester tranquille. De jouer les absentes, les mortes. J'ai à peine ouvert la fenêtre de la cuisine pour voir qui peut bien se trouver derrière qu'éclate une avalanche de rires, de hurlements, de borborygmes.

– Ouvre, ma grosse ! lance au milieu de ce charivari une voix plutôt avinée.

– Ouais ! Allez ! Ouvre ! ponctuent d'autres voix.

– On te veut pas de mal.

Et les rires gras de redoubler.

– Plutôt du bien, bibendum !

Je panique. J'ai compris de quoi il s'agit. Le frère de Francine ! Pour lui, je suis le bouc émissaire, le souffre-douleur idéal. Toujours après moi. Il n'en laisse pas passer une. Dès que l'occasion se présente à lui de se défouler sur moi et de me ridiculiser, il bondit dessus à pieds joints. Tout à l'heure, quand il est venu pour récupérer ses allumettes, il lui est venu l'idée d'une de ses plaisanteries idiotes et méchantes.

Il a dû foncer au bistrot du coin prévenir les garçons du village que j'étais seule dans la maison. Et ils se sont dit, au terme de leurs interminables tournées à la bière de fin de semaine, qu'à la fermeture du café ce serait follement amusant d'aller coller les boules à la « grosse patate de Paris ».

Je tremble comme une feuille. Ils sont au moins dix. Soûls comme des porcs. Prêts à faire n'importe quoi. Je n'ose pas imaginer ce qui peut leur passer par la tête. Ils veulent me violer, c'est ça ! On lit des histoires de ce genre tous les jours dans les journaux.

Hurler au secours ? Inutile. Les maisons voisines sont trop éloignées. Personne ne m'entendrait. Tenter de sortir par la grande porte ou par une fenêtre ? Ils ont dû y penser. Je tomberais toute rôtie dans leur bec.

Quelque chose de brillant glisse à travers les persiennes. Ma terreur est à son comble. C'est une lame de couteau. Une autre apparaît. Puis une autre encore. J'ai compris. Ils veulent me terroriser avec leurs crans d'arrêt. Me pousser au bout de l'angoisse.

– On va lui chatouiller les gros nénés avec nos pointes !

– Ça doit s'enfoncer comme dans du beurre !

Effarée, prête à tout moi aussi, je cherche des yeux quelque chose pour me défendre. Dans les tiroirs du meuble sur la droite peut-être... J'en tire fébrilement un à moi, le premier venu. Tellement fort qu'il quitte son logement. Le contenu se déverse au sol. Un bric-à-brac de fils électriques, de prises et de boîtiers usagés. Un marteau ! Victoire !

Ma peur a tourné à la rage. Je sens dans tout mon corps une poussée de sang haineux m'investir, me submerger comme une marée irrépressible. Je murmure : « Je vais les tuer ! », machoires crispées à m'en faire craquer les os. Mon crâne est un tambour qui appelle au meurtre. Je vois nettement les phalanges de ma main blanchir en se crispant sur l'outil de ma vengeance.

– Essayez un peu de m'avoir, bande de sales ivrognes! je hurle du fin fond de mes bronches brûlantes.

Et je frappe. Je frappe sans discontinuer. Au hasard, aveugle, sans reprendre mon souffle, folle d'une terrible colère, d'une fureur absolue. Je martèle et martèle encore les lames qui dépassent.

Mon état est tel que je n'entends même plus leurs sarcasmes ni le bruit des coups sur le métal des crans d'arrêt et le bois des pauvres volets qui commence sérieusement à voler en éclats.

De toutes mes forces et au-delà, je frappe les instruments de ces salauds. Toutes mes déceptions et toutes mes haines secrètes passent dans ce déferlement d'énergie viscérale.

Des lames se coincent dans les persiennes, tordues, irrécupérables. D'autres se retirent en grande hâte. Il y a quelques cris de surprise, de douleur aussi, de l'autre côté. Mais rires et quolibets ont vite fait de reprendre le dessus.

Ma réaction les amuse. L'alcool aidant, ils n'en ont rien à faire que j'abîme leurs couteaux. Le niveau de panique qu'ils m'ont fait atteindre les intéresse beaucoup plus.

– Elle se défend, la grosse vache!

Et puis l'hilarité se tasse. Soudain, je ne les amuse plus vraiment. Les ricanements et les mots doux s'espacent. L'un d'entre eux propose d'aller faire un tour un peu plus loin. Ils partent comme ils sont venus, me laissant là, épuisée, déconnectée, les yeux vides et atrocement secs devant le spectacle insolite des morceaux de ferraille martyrisés ou brisés, le volet à moitié détruit. Une moto, puis d'autres démarrent sur la route au-delà du jardin et s'évanouissent dans la nuit. Ils sont partis pour de bon.

Ça ne me fait ni chaud ni froid. La marée d'adrénaline

du quart d'heure précédent s'est retirée. Je suis sauvée et perdue à la fois.

Une minute, une heure, je ne sais pas, je suis restée là, plantée comme un cierge. Le marteau désormais inutile, ridicule, au bout de mon bras pendant.

Nicole, Francine, toute la bande, ils se sont marrés comme des baleines quand je leur ai raconté ma lamentable aventure. Francine a un peu tiqué pour l'état du volet. Le mécontentement de ses parents avait plus d'importance que mes frayeurs. Et tous, sans cesser d'en rire, m'ont assurée que les voyous aux crans d'arrêt n'avaient pas l'intention de me violer, qu'on s'ennuyait ferme dans le secteur et que c'était leur manière à eux de plaisanter.

A mes dépens.

Aux dépens de la grosse.

Le lendemain aussi, le corbeau crevé, c'était une façon locale de se distraire. D'où venait-il ? Je l'ignore. Un chasseur peut-être. Il était tout sanguinolent. Un cousin de Francine a voulu me le balancer sur les genoux par la vitre ouverte de l'Austin. Pas sur les genoux de Nicole ou d'une autre.

Normalement, toute l'équipe aurait dû s'esclaffer aux larmes de cette manifestation de bon goût. Mais le sang de la bestiole aurait pu tacher les coussins de l'Austin, alors, le propriétaire de la bagnole a coupé court, manu militari, aux initiatives du gamin.

On est rentrés à Paris. Pas trop tôt ! Je crois que je n'aurais pas supporté une vexation de plus.

Tout le monde était enchanté du week-end. A vrai dire, on ne m'a pas demandé mon avis, à moi. En arrivant à la maison, j'ai dit à mes parents, avec un grand sourire : « Génial ? » Ils n'auraient pas compris.

Mes parents, Savigny, le lycée, le train-train, les bleus sempiternels à l'âme, la vie a continué, cahin-caha.

Ma vie. Une vie de chien.

Pour moi, ce n'est pas, comme pour tout le monde, une formule en l'air, une expression vide de sens. Je me sens vraiment chien!

D'abord, on m'accepte du bout des lèvres, par protection, parce qu'on ne peut pas faire autrement. On me caresse quand on se sent seul, malheureux ou déprimé. Quand il ne reste que moi, la grosse Anne, comme recours.

J'ai droit, à de tels moments, à un bel os, de quoi m'exercer les dents, me calmer, me ménager, me maintenir en état de leur lécher les pieds quand le besoin s'en fera sentir.

Tout va bien pour eux et c'est une autre histoire. Au mieux, on m'ignore. Potiche inutile et gênante, on me plante dans un coin où l'on est bien sûr que je ne gâcherai pas le plaisir des autres. J'ai beau les leur lécher, leurs fameux pieds, j'ai beau leur manifester ma sollicitude, mon affection, les prier silencieusement de m'accorder un regard, nul écho dans le cœur de ces ingrats.

Quand ils daignent m'accorder de l'attention, c'est pour se jouer de moi. Je suis le défouloir, le bouc émissaire, le souffre-douleur. Une grosse ne souffre pas, n'aime pas, ne pleure jamais. On peut y aller. Elle est bien rembourrée, côté cœur! Sa graisse amortit les coups...

J'aurais tant voulu vous dire, Nicole, Francine, ceux que j'appelais mes amis, que j'en crevais, moi, la petite Anne boulotte, de ces idées toutes faites, de ces questions que vous ne vous posiez même pas sur mon compte, de ces vexations que me réservait chaque nouvelle journée en guise de soleil et d'espérance. J'aurais tant voulu...

Je me suis tue.

J'étais trop fragile. Et puis, aurais-je parlé, pleuré, crié, pour tenter de vous expliquer tout cela, vous n'auriez pas entendu, pas compris. J'ai gardé le silence. J'ai enfermé ma peine et mon dépit dans un douloureux mutisme dont, même aujourd'hui, après bien des murs et des naufrages, je ne me suis pas encore complètement départie.

Je ne voulais pas non plus de pitié. Si vous m'aviez consenti, Nicole, Francine, l'aumône d'une heure ou deux de condescendance, c'eût été pire que n'importe quelle vexation. Compassion ou commisération sont des vertus hypocrites et cruelles qui enfoncent les mal-aimés dans leur mal d'amour et les désespérés dans leur désespérance. Votre pitié m'aurait achevée.

Je préférais déjà, je préfère toujours, la pierre qu'on jette au chien que la caresse suspecte qui l'étouffe un peu plus en serrant de quelques crans son collier.

Moi, le chien, je me suis lovée dans ma souffrance. Avec, au fond de l'âme, ma petite lumière clandestine et la rage d'avoir un jour, demain, plus tard..., les crocs assez bien plantés pour mordre à mon tour dans la vie.

Je rêve à défaut de vivre.

Quand je serai grande, je deviendrai artiste. Chanteuse. Ça vient de loin, cette idée, de bien plus loin que mes tentatives cacophoniques sur le piano du garage de la grande maison de Franck.

Mon premier émoi musical remonte à ma toute petite enfance. C'était un soir d'automne, un peu triste, un de ces soirs où la nature venteuse et mouillée commence à basculer dans l'hiver. Je rentrais de l'école. Les jours diminuaient comme une peau de chagrin. La nuit était déjà là.

Au premier étage où nous habitions, maman écoutait la radio. J'entendis cette merveilleuse chanson qui devait à jamais demeurer pour moi la plus belle, en m'engageant sur les premières marches de l'escalier.

Ne me quitte pas...

C'était Brel. Le plus beau des poèmes d'amour que l'on

ait peut-être écrit. La mélodie, les paroles et cette voix, portant dans les fibres toute la générosité et toute la misère du monde, me parvenaient filtrées par la cloison, lointaines et présentes à la fois... Comme si c'était une révélation en songe.

Moi, je t'offrirai des perles de pluie...

Mes yeux de gamine accrochent les larmes de la mauvaise saison pleurant aux feuilles rouillées de la vigne vierge qui habille le mur de notre cour. Je m'arrête devant la porte, n'osant entrer. J'ai peur de détruire cette ineffable sensation que la chanson de Brel fait naître en moi.

C'est... c'est comme une tristesse qui ne dit pas son nom. Une mélancolie diffuse, de celles qui vous submergent devant un spectacle infiniment beau et, en même temps, sur le point de disparaître à jamais. J'éprouve, aujourd'hui, la même chose en contemplant le soleil se couchant sur la mer en été.

Bien sûr, l'enfant que j'étais alors, petite campagnarde sauvageonne, n'était pas capable de l'analyser, cet étrange et délicieux émoi, et de l'exprimer avec des mots comme je le fais aujourd'hui. Je le vivais. De toutes mes fibres. C'est tout. Les mots et la musique, la voix – la voix surtout, grave, musclée, pathétique – me prenaient l'âme. Me happaient tout entière. Je voguais à plein cœur sur les notes magiques et les serments d'amour. Et aujourd'hui encore, quand j'entends cette chanson, des larmes d'émotion me viennent aux paupières.

A seize ans, mes rêves musicaux me portaient plutôt vers les vedettes à la mode à cette époque. On était en pleine période yéyé. Je ne jurais que par Johnny, Claude François, Sylvie Vartan... J'écoute inlassablement leurs chansons que je m'exerce à interpréter comme eux et que je finis par connaître par cœur. Ce sont celles d'Adamo que je préfère. Elles se prêtent tout à fait à la voix que j'ai alors. Parfois, dans une *surboom*, lors d'une réunion de copains, il m'arrive d'en chanter une. C'est un moment de revanche. Tout le monde s'accorde à me reconnaître une jolie voix. On oublie mon physique. Je les étonne enfin.

Maman s'est laissée convaincre. Après bien des discussions, elle a fini par m'acheter une guitare. C'est là que ça se gâte. Je ne connais pas le moindre accord. Alors je gratte les cordes au hasard. Le massacre! La catastrophe! Ma mère entre dans des colères folles tellement je lui arrache les oreilles avec mes concerts.

Seul endroit tranquille, les toilettes! Je m'y réfugie donc pour me consacrer à ma vocation sans être dérangée. Et c'est parti pour une interprétation très personnelle de *Tombe la neige*. Les paroles à tue-tête et l'accompagnement à l'avenant. C'en est trop pour ma pauvre mère. Elle frappe à la porte que j'ai soigneusement verrouillée en m'intimant l'ordre de cesser sur-le-champ le vacarme. Je ne l'entends même pas s'égosiller tant je mets de cœur à ma répétition. Elle frappe. Elle frappe... et finit par se souvenir qu'il existe, dans la boîte à outils de mon père, un passe pour pénétrer dans les toilettes au cas où quelqu'un se trouverait mal.

Elle entre, blême de fureur. Attrape mon instrument. Et le fracasse contre le mur en hurlant qu'elle n'en peut plus, qu'elle ne veut plus entendre cette cacophonie. Je hurle avec elle. La caisse de la guitare éclate. Le manche se brise. C'est l'hystérie de part et d'autre.

Après cet incident, nous ne nous parlons plus pendant des jours. Nos rapports se détériorent. Je la provoque. J'invite des copains et des copines dans ma chambre et nous mettons des disques à plein tube. Ça ne manque jamais. Elle intervient en vociférant pour faire cesser le tapage. Personne n'en tient compte.

Alors elle essaie d'ouvrir la porte. Moi je m'arc-boute de l'autre côté pour l'empêcher d'entrer. Mon poids me sert. Avec ses cinquante kilos, ma pauvre maman ne risque pas de me damer le pion ! Pour me coincer, elle doit me prendre par surprise. Je ne discute pas. Elle non plus. Ce sont des cris, des hurlements, des insultes. Je prends mon content de gifles. Elle jette mes amis dehors. Et je me claquemure dans le silence revenu de ma chambre. Larmes et crises de nerfs succèdent aux injures. J'ai honte et je suis malheureuse à la fois que nous ne nous comprenions plus.

J'ai grandi. Je mesure tous les jours le pesant handicap qu'il me faudra traîner toute ma vie. Cela me rend instable, folle, provocatrice, méchante. Même ma mère se ligue avec les autres contre moi.

Aujourd'hui, bien des années plus tard, la vie a changé les rôles. C'est moi, la mère. Mon fils à l'âge que j'avais alors. Nous vivons, à notre tour, les mêmes conflits et trop souvent des comportements identiques.

L'histoire bégaie.

Je ne regrette pas les jours chaotiques de mon adolescence. Ils me permettent de mieux comprendre. Quand nos rapports, à lui et moi, ressemblent étrangement à ceux que j'avais avec ma propre mère, j'en arrive à trouver cela rassurant.

A la maison, avec mes amies, tout allait mal. Au lycée, ce n'était pas mieux. Je ne faisais rien. Les cours m'ennuyaient. Je préférais faire le pitre que me concentrer sur les matières enseignées. Et ce qui devait arriver arriva. Mes parents durent me changer d'école.

Ils trouvèrent un cours privé, à Choisy-le-Roi, où je fus inscrite en vue d'obtenir un diplôme en secrétariat et comptabilité. Plus question de plaisanter. J'eus droit à un sermon bien senti de papa. La nouvelle scolarité coûtait cher. On se restreignait désormais pour moi à la maison. Je devais obtenir des résultats. Il fallait travailler.

Ce que je fis d'autant plus facilement que l'ambiance, à Choisy, me changea du lycée. Je rencontrai deux amies,

Michèle et Marie-France, des filles de mon âge, qui me prirent... comme j'étais. C'était la première fois depuis bien longtemps que je n'avais pas à acheter, d'une manière ou d'une autre, mon content d'amitié.

J'étais ce que j'étais. Boulotte, complexée, un peu garçonne et pas mal imprévisible. Elles m'acceptèrent. Ce fut un havre de paix et de sérénité. Les temps étaient à Katmandou, aux *babas cool* et autres rêves d'amour universel. On refaisait cette pourriture de planète à l'échelle de nos problèmes d'ados. Songes creux, peut-être..., utopies, illusions, sans doute. Mais c'est doux d'aimer la terre entière.

Qui que l'on soit, dans une vie, les années d'adolescence ne sont pas faites pour autre chose, je crois. Certains prétendront que c'est gratuit; un rideau de fumée pour échapper au réel... J'ai tendance à penser, au contraire, qu'on puise dans ces pauvres chimères l'essence des énergies futures qui nous rendront meilleurs.

En classe, je me défonce. En deux ans, j'obtiendrai les diplômes en vue desquels mes parents ont fait tant de sacrifices. Je leur dois bien ça.

En dehors, même si ce n'est pas toujours drôle, il y a tout de même des consolations.

Le premier garçon qui m'ait aimée, par exemple.

Il s'appelle Jean-Pierre.

Il est grand, très brun, avec des yeux d'un noir de jais à damner le cœur de n'importe quelle gamine de mon âge. Magnifiques. Sa minceur aussi me fascine. Lorsqu'il se lève, qu'il déplie ses interminables jambes, son torse souple, il y a en lui de la liane et du félin à la fois.

C'est mon dieu sombre.

Avec un brin de mystère et infiniment de douceur. Entre ses bras, je me sens enfin en sécurité.

Je ne suis plus une laissée-pour-compte. Adieu le dépit d'être perpétuellement celle qui tient, comme on dit, la chandelle. J'ai *mon* homme. Quelqu'un m'aime. Pour moi-même. Pour moi seule. J'habite enfin les rêves d'un autre. D'un garçon.

Il a dix-huit ans, Jean-Pierre. C'est dire si j'en suis fière. Ce n'est pas un gosse que j'ai rencontré, comme on rencontre l'amour, par hasard, à la sortie de l'école.

Les cours finis, avec les copines, on va s'éclater – quand on en a la permission et trois sous en poche – sur un manège d'autos-tampon. Décidément, vous allez me dire, les fêtes foraines me poursuivront toute ma vie! C'est vrai. Il faut dire que nos banlieues, en ce temps-là comme aujourd'hui d'ailleurs, ne nous ménageaient pas tellement de distractions.

Jusqu'à Jean-Pierre, il était plutôt rarissime qu'un garçon m'invite. Encore un handicap pour nous autres, les grosses... Mes copines, elles, n'ont jamais le moindre problème pour se faire offrir une glace ou un tour de manège. Il se présente toujours un petit coq prétentieux pour jouer les riches sponsors !

Moi, je dois compter avec mon maigre argent de poche. A l'extrême rigueur, quand je sers de prétexte ou de chaperon à une quelconque délurée dont les parents tiennent la bride, je ramasse les miettes...

Ce jour-là, je suis adossée avec Denise, une nouvelle amie, à l'un des piliers du manège. On attend une voiture libre. Jean-Pierre, le garçon qui est en train d'évoluer sur la piste avec une dextérité que j'apprécie avec des yeux de spécialiste, je le connais vaguement. Il nous est arrivé d'échanger quelques mots. Jamais plus. Il me donne l'impression de s'intéresser beaucoup plus à Denise, qui est mignonne, qu'à moi, la boulotte.

Le tour de manège prend fin. Jean-Pierre s'est arrêté à notre hauteur.

– Tu montes ?

Je ne réagis pas. Pour moi, il est évident que c'est ma copine qui l'intéresse. j'ai l'habitude.

– Alors, tu te décides, Anne ?

Ça alors !

Le miracle ! C'est bien à moi, rien qu'à moi, que l'invitation est destinée ! Je n'en crois pas mes oreilles. Et un beau gosse, par-dessus le marché ! Si je m'attendais ! Whaooo !

J'ai le cœur qui en bat le tambour de plaisir et de surprise. Mais, bien entendu, je n'en laisse rien paraître. Bien au contraire. Je m'essaie même à minauder comme je l'ai vu faire si souvent et si bien à mes amies, Nicole ou Francine.

Je fais du bout des lèvres : « Oui, peut-être..., faut voir... ». Je regarde ailleurs. Dans le vague, vers les lampions du chapiteau. En direction des autres garçons, dans les voitures immobilisées. Des types que je ne connais pas ou qui ne sont pas à la veille de prêter attention à moi.

– Bon, alors, tu te décides ? Tu grimpes ou non ?

Il a parlé d'une voix autoritaire. Mais pas méchante, pas excédée le moins du monde. S'il me brusque, c'est uniquement parce qu'un nouveau tour va bientôt commencer et qu'il n'a pas l'intention d'écourter son temps de piste.

– O.K., je finis par dire.

J'ai essayé de jouer les indifférentes, les blasées, mais je sais bien que mon sourire ne lui a laissé aucun doute. Lui aussi a souri à son tour quand je me suis glissée à ses côtés.

Les autos-tampon, ça vaut tous les clubs de rencontre ! Inévitablement, on se serre l'un contre l'autre. La place est comptée. C'est prévu pour, j'en suis sûre ! Les chocs et les sursauts vous jettent l'un contre l'autre, épaule contre épaule, cuisse contre cuisse. On se touche par nécessité. Et on amortit si bien les coups de boutoir en enlaçant son partenaire...

Bref. Un tour chassant l'autre, Jean-Pierre et moi, on se rapproche par la force des choses. La pudeur est quitte. Nous le voulons bien mais ce n'est pas entièrement de notre faute. Et puis il y a les éclats de rire, la complicité des pisteurs prenant à revers les autres couples aussi désireux que nous de cette promiscuité forcée.

– Je t'offre une glace ? m'a-t-il proposé à la fin.

Je n'allais pas refuser. J'étais sur un petit nuage. Jean-Pierre se montrait aux petits soins pour moi. Impossible d'y croire. Je l'intéressais. Je plaisais enfin à quelqu'un. Il se trouvait bien en ma compagnie. Jamais on ne m'avait payé une glace en tête à tête.

Après l'ice-cream, il m'a proposé de me ramener à la

maison, prétextant que la nuit était tombée et qu'on ne sait jamais. Ce n'était pas la première fois que je rentrais à la maison à une heure pareille et je n'avais jamais eu de problèmes. Je me sentais assez grande et assez efficace pour me défendre si quelqu'un se mêlait de m'agresser.

Mais je n'ai surtout pas refusé. Au contraire, j'ai joué les petites filles fragiles et tout et tout. J'ai trouvé d'instinct les mimiques qu'il fallait. Et nous sommes partis, bras dessus bras dessous, ma tête sur son épaule. Je me souviens que je faisais tous les efforts possibles pour ne pas trop l'y appuyer. C'était encore entre amour et amitié, notre histoire. J'avais peur de le brusquer, de l'effrayer.

Arrivés au coin de mon immeuble, je lui ai dit que maman était d'une sévérité extrême et qu'il ne fallait pas qu'elle nous voit. On allait se séparer là, dans l'ombre. Il a effleuré mes lèvres des siennes pour sceller notre intimité nouvelle. J'avais envie de lui demander quand nous nous reverrons mais les mots ne venaient pas. C'était à lui de prendre l'initiative.

Comme il ne se décidait pas, j'ai dit :

– Il est encore de bonne heure... Je vais faire quelques pas avec toi. Tu vas par où ?

– J'habite la nouvelle cité, sur Juvisy...

Et nous voilà partis, enlacés d'encore un peu plus près, dans sa direction à lui. Arrivés à la nouvelle cité, son baiser de séparation est plus long, plus appuyé. Un vrai baiser d'amoureux. C'est la première fois. Ma langue rencontre la sienne. Je suis novice. Inexperte. Peu importe, je n'ai pas peur. J'y mets, dans cet échange, tout l'amour refoulé que je dissimule dans mon cœur depuis si longtemps.

C'est bon !

Un instant, je me demande si je ne suis pas ridicule. En train de me dévaloriser à ses yeux en m'abandonnant de la sorte. Mais c'est plus fort que moi. Une vague intense me submerge. Je veux appartenir à quelqu'un. Je veux donner à ce garçon si beau, qui a su me remarquer, tout ce que je n'ai encore pu donner à personne. J'ai tellement désiré cet instant.

Notre séparation s'éternise. Lui non plus ne parvient plus à me quitter. Au moment fatal, il remet l'insécurité du coin sur le tapis. Et il me raccompagne une deuxième fois chez ma mère!

Enfin jusqu'à mon immeuble... Parce qu'arrivés là, c'est moi qui ne suis pas décidée à monter chez ma mère. Je refais donc le chemin avec lui! Et ainsi de suite jusqu'à une heure passablement avancée de la soirée où nous parvenons quand même, après une avalanche de baisers et de mots doux à nous séparer.

– C'est à cette heure-ci que tu rentres?

L'engueulade, à la maison, est sévère. J'ai à peine poussé la porte d'entrée que ma mère me tombe dessus à bras raccourcis. Même mon père, pourtant calme et laconique d'ordinaire, se met de la partie. J'évite une gifle de justesse. Cours me réfugier dans le cocon de ma chambre.

Ils peuvent hurler. Qu'ils me collent toutes les baffes de la terre, si ça leur chante! Je m'en moque. Quelqu'un m'aime. C'est la première fois. Je croyais que cela ne m'arriverait jamais. Et c'est arrivé. J'ai embrassé un garçon. Un garçon séduisant. Plus âgé que moi. Je ne suis plus la grosse laissée-pour-compte. Je suis Anne amoureuse et aimée!

Sur ma commode, mon petit miroir me renvoie mon image. Ce matin, quand j'ai quitté cette chambre, ce visage, le mien, je le haïssais. Il était bouffi, repoussant et triste. Ce soir, il me plaît. Je trouve du charme à mes yeux.

Est-ce que c'est l'amour? Les baisers passionnés que j'ai échangés avec Jean-Pierre? Pour la première fois, je me trouve jolie. Les lèvres appétissantes. Le teint délicieusement rosi. Les fossettes adorables... Mes cheveux...

De la main, je remets de l'ordre dans ma coiffure que mes effusions de la soirée ont mise à mal. Mes cheveux... Non..., c'est ça qui ne va pas!

Cette coupe longue sur les épaules, à la petite fille sage et gnangnan, ces crins raides qui me balayent les épaules, gâchent tout! C'est décidé. Demain je n'ai pas cours à Choisy. Je casse ma tirelire et je vais chez le coiffeur!

Le désastre!

J'ai atterri dans une boutique que connaissait ma mère. Tenue par un vieil artisan que fréquentent surtout les ménagères du coin. Coupe mode, coiffure jeune et dans le vent, il ne sait pas ce que c'est. Il a beau officier de son mieux, c'est une catastrophe.

– Je veux des cheveux courts, lui avais-je dit en lui désignant ma tignasse.

Il m'a gratifiée d'une tonte à la Jeanne d'Arc. Avec mes cheveux plats, désespérément raides, le résultat me fait ressembler à l'une de ces poupées grossières qu'on voit dans les expositions d'art africain où elles sont censées représenter les mauvais génies! Ma bouille ronde, une fois dégagée, envahit tout le miroir.

Une grosse noix de coco! Voilà ce qu'il a fait de moi. Désormais, ce maudit surnom de mes années de galère, je le mérite, pour ça oui! Et Jean-Pierre auquel j'ai donné rendez-vous au coin de la rue, persuadée que j'allais sortir du salon de coiffure séduisante comme un cœur!

Colère. Désespoir. Je vois rouge. J'ai tout gâché. Il ne faut pas que je le rencontre. Il ne faut pas qu'il s'avise que je suis moche à ce point. Je sors en trombe de la boutique.

Lui est exact, à l'endroit convenu. Impossible de l'éviter. Je fonce, tête rentrée dans la poitrine, pour essayer de le dépasser sans qu'il me reconnaisse. Quelle idiotie!

Quelle naïveté! Je porte la même robe qu'hier. Il n'y a que nous deux sur ce trottoir.

J'arrive à sa hauteur comme une fusée. Je le bouscule. Déjà je suis loin. Je l'entends qui m'appelle, surpris par ma conduite, abasourdi...

– Anne! Qu'est-ce qui se passe? Anne! Je t'en prie!

Il n'y comprend rien. Je m'en moque. Si je m'étais arrêtée, il aurait remarqué ma coupe, mon visage dégagé, gros, horrible... Il aurait éclaté de rire, c'est sûr. J'entends d'ici ses sarcasmes.

– T'as l'air d'un ballon de *hand* avec le balai de ma concierge collé dessus!

Je n'aurais pas supporté. Je cours à perdre haleine. Surtout n'être vue de personne. Notre immeuble enfin. Je monte quatre à quatre les trois étages qui conduisent chez moi. Ma chambre, vite! Mon refuge! Maman n'a pas le temps de réagir à mon passage éclair dans le living. Elle reste bouche bée sur son ouvrage de couture.

Vlan! Je referme violemment ma porte sur ce nouveau coup du sort. Mon lit. Je m'effondre en pleurant à chaudes larmes sur le couvre-pieds. C'est trop cruel. J'avais enfin trouvé l'amour. Cet amour auquel je ne croyais pas pour moi-même, pauvre grosse, et qui était quand même passé. Et voilà que je casse tout, par ma faute, parce que je n'ai pas su choisir un coiffeur digne de ce nom, quelqu'un qui sache me rendre belle au lieu de faire de moi un épouvantail. Je voudrais disparaître. M'enfoncer dans le matelas. Que les plumes dont il est bourré m'étouffent. Que la terre m'aspire à jamais. Mourir. En finir avec cette malédiction de solitude et de laideur qui me fait courir de désastre en désastre.

Il me faudra deux jours pour me remettre. Grâce à la copine d'une copine qui accepte de venir à la maison rectifier la bévue de ce coiffeur débile. Elle fait des miracles. Je me retrouve avec une coupe d'enfer, cent pour cent mode, de quoi estomaquer mon Jean-Pierre...

Qui n'a pas du tout apprécié mon attitude de l'autre fois! Pour se venger, il a dragué avec succès une certaine Joëlle que je n'aimais pas tellement auparavant et que maintenant je déteste cordialement.

Le relancer? Faire un scandale? Pas question. J'entends d'ici leurs crises de rire et leurs quolibets. Joëlle, cette teigne, ne se serait pas privée de mettre ma graisse sur le tapis en me traitant de « grosse dinde » ou de « pouffiasse ».

J'ai ravalé mes larmes et ma déception. J'avais perdu. Mon premier amour venait de mourir par ma faute. Il n'avait tenu qu'à un cheveu.

Il n'y aura pas d'autre garçon dans ma vie avant mes dix-neuf ans.

Certains copains de la bande ou des rencontres de hasard ont fait battre mon cœur. Mais mon histoire avec Jean-Pierre m'avait trop marquée. J'étais recroquevillée, à jamais pensais-je, sur moi-même et ma solitude affective que désormais j'acceptais. L'amour, c'était pour les autres. Les minces. Les gracieuses. Pas pour moi.

L'expérience de tous les jours me le démontrait.

Il arrivait qu'un garçon s'intéresse à moi. Je surprenais parfois un regard appuyé dans ma direction, un sourire qui allait au-delà de la simple amitié. Un geste, parfois, de particulière attention qui m'était destiné. Mains qui se frôlent... Troubles adolescents...

Une fois ou l'autre, je me suis laissé aller. J'ai pris la main qui cherchait la mienne. J'ai répondu des yeux aux yeux qui disaient tant de choses. J'ai souri en échange d'un autre sourire. Et je me suis permis des rêves, le soir, dans mon lit, des projets illusoires, des romans roses et bleus avec des promenades au clair de lune, des couchers de soleil triomphants, des baisers fous et un cœur pour deux.

Déboires. Déconvenues. Tristesse.

Tristesse et profond dégoût de ces êtres hypocrites. Seuls avec moi, ils osaient, aussi timides soient-ils, me montrer le penchant qu'ils avaient pour moi. Mais quand nous nous retrouvions en bande, en public, leur comportement changeait du tout au tout.

Ils s'alliaient aux autres pour me ridiculiser. Pour me charrier sur mon apparence et sur mon poids. Au mieux pour m'ignorer, craignant sans doute les commentaires acidulés des copains sur un flirt éventuel entre eux et moi.

Menteurs! Tartufes! Salauds! Je vous hais plus, par-delà les années, que tous ceux qui m'ont emprisonnée dans mon handicap. Parce que vous étiez lâches. Je ne connais rien de plus abject, de plus laid, qu'un lâche! Vous étiez incapables d'assumer vos responsabilités affectives.

Oui, je vous hais! Vous avez joué avec ce qu'il y avait de meilleur et de plus pur en moi. Mes rêves. C'était tout ce qui me restait, tout ce que je possédais. Mon cœur. A force de ravages, on l'avait tellement meurtri, depuis ma tendre enfance, qu'il était, et qu'il est toujours, un bloc d'amour mal sevré, un concentré de passions volées.

Pourtant, je n'ai pas de haine à disperser aux quatre vents. Ce sentiment, peut-être même que je suis fondamentalement incapable de le ressentir. S'il en est ainsi, si la haine n'existe pas en moi, je crois que je l'inventerai à votre intention.

Vous m'avez forcée à m'effacer, à me dissoudre encore un peu plus. J'existais pourtant déjà si peu, si mal. Vous avez creusé d'intolérables abîmes entre mes songes secrets et le réel. Mes songes, comme ceux de toutes les adolescentes de la terre, c'était cette promenade à deux, sur une plage perdue, au clair de lune. La réalité, c'était mes cent deux kilos à dix-sept ans.

Alors, rien qu'à l'idée de devoir enfiler un maillot de bain pour y mettre seulement le pied, sur cette plage, je frémis!

Mais on se fait à tout.

Même au pire. On vit. On survit. J'ai vécu. Sans amour. J'ai grandi. Sans bonheur. La petite Anne, bon an mal an, a vogué vers les rivages de sa vie de femme.

On s'attendait un peu, dans mon entourage, à ce que je change avec l'âge. A ce que je m'affine, que je devienne normale en devenant adulte ; sans trop y croire. Je suis restée grosse.

A l'école, j'ai décroché mes diplômes de secrétariat et de comptabilité. C'était au moins une consolation. Moi, j'y voyais une porte de sortie. Désormais, je serais libre. Je gagnerais ma vie. On ne pourrait plus m'interdire les sorties trop tardives. Finis les reproches. Enfin, je l'espérais...

J'espérais aussi trouver un autre monde au sortir de l'adolescence. Naïve que j'étais, il me semblait que mon poids et mes formes me handicaperaient moins. Les adultes, ce monde dans lequel je vais entrer, les collègues de travail sont plus intelligents, plus tolérants, me semble-t-il. Finie pour de bon, cette maudite enfance !

Je trouve un emploi sans problème dans un secrétariat. 600 francs par mois de l'époque. On est en 1967 et pour moi, alors, c'est un petit pactole. L'autonomie enfin. Pour de bon.

De plus, j'avais raison. Les collègues sont au poil. On est trois dans le bureau. Deux filles encore jeunes et une dame de quarante-cinq ans environ avec laquelle, malgré la différence d'âge, nous nous entendons à merveille. On rit beaucoup. On réussit quand même à travailler un peu. Pas une allusion à mon obésité. Je suis aux anges. Je revis.

Jusqu'à ce triste jour de décembre où une convocation m'attend dans la boîte aux lettres de mes parents. Je dois me présenter à la visite réglementaire de la médecine du travail.

– Asseyez-vous !

Le ton est sec, cassant, sans appel. C'est la voix inhumaine et métallique de ces gens qui prennent les autres pour quantité négligeable dès qu'ils ont la moindre parcelle de pouvoir. Je connais.

La pièce dans laquelle je viens d'entrer est grise, froide, avec ce côté désuet et cette atmosphère de ménage mal fait que l'on rencontre dans les vieilles administrations. Je suis mal à l'aise. Ce décor, cette femme à la voix et à l'apparence revêches me rappellent trop mes visites dans les infirmeries de mon enfance ou à l'hôpital des Enfants-Malades.

Angoissée dès l'abord, je prends place en face du cerbère sur une mauvaise chaise recouverte de Skaï qui a connu de meilleurs jours. En face de moi, elle prend tout son temps pour classer un dossier, sortir ma fiche d'un casier crasseux installé sur sa gauche. Exactement le genre de personne que je déteste. Pas d'âge à lui donner. Ces êtres-là ont-ils jamais connu de jeunesse avec l'enthousiasme et la générosité qui vont avec ? Vieilliront-ils en s'acheminant vers la douceur et la sérénité des vies bien remplies ?

Peu probable. On les imagine immuables. Mécaniques glaciales et coupantes, éternellement vouées, par on ne sait quel dieu mesquin et refoulé, à empêcher les autres de vivre en paix.

– Mademoiselle...

Elle s'éclaircit la voix. Laisse passer quelques secondes qui me paraissent une éternité avant de poursuivre.

– Je lis sur votre fiche que vous pesez cent deux kilos pour un mètre soixante-quatre ? C'est exact ?

Sa question s'accompagne d'un long regard qui me détaille de la tête aux pieds. Sa lèvre inférieure amorce un rictus fugitif de dégoût. Son opinion est faite. Inutile que je lui réponde.

– Ce doit être ça, je dis pourtant, histoire d'être polie. Je n'ai pas contrôlé récemment.

J'aurais mieux fait de me taire ! Elle saute sur l'occasion, bienheureuse d'avoir trouvé la faille. Sous le chignon strict aux sinistres reflets corbeau, le visage figé s'anime. Derrière les lunettes, les petits yeux méchants me fouillent les chairs avec un évident plaisir. Elle tient une proie. Je sens ces choses. J'ai connu de vieilles chouettes pareilles. Elle ne va pas me faire de cadeau.

– Vous n'avez pas contrôlé ? Tiens donc !

L'ironie de la repartie me laisse augurer les ennuis qui se pointent à l'horizon. Je réponds de nouveau que je ne me suis pas pesée ces jours derniers, que ce n'est pas important. J'ai envie de lui dire que, pour une fois dans ma vie où tout se passe à peu près bien, mes kilos, j'ai plutôt envie de les oublier...

Ce n'est pas son avis, on dirait.

– Non mais, Mademoiselle, est-ce que vous vous rendez compte de votre poids. Vous n'avez que dix-sept ans !

Elle a dit cela sur le ton d'un juge qui culpabilise un accusé pour alourdir sa peine.

– Oui, je réponds.

– Et que faites-vous pour maigrir ?

Je ne peux pas m'en empêcher. Ce n'est pas de la

provocation de ma part. Mais je ris. Je libère mon trop plein d'angoisse de la manière que je peux. C'est ce rire faux et douloureux qui se présente. Je n'y peux rien.

– Je ne fais rien, je dis.

De nouveau, le dégoût appuyé de son regard. Et l'avalanche des mots qui blessent, des remarques désagréables. Dans sa bouche ratatinée par des années de mesquinerie, le terme « obèse » qu'elle me décoche a la même texture obscène que sur les lèvres des tortionnaires de mon enfance.

Elle essaie de me faire dire que je m'empiffre comme une goinfre. C'est faux. Je refuse de l'admettre. Je suis gourmande comme tout le monde. J'aime un bon gâteau, un milk-shake avec les copains, un repas qui sort de l'ordinaire. Mais je ne suis pas boulimique. Ma graisse, on ne sait pas d'où elle vient. On ne l'a jamais su. Est-ce une séquelle du choléra de mes trois ans ? Un phénomène hormonal mal élucidé ? Médecins ou autres, personne n'a jamais été d'accord avec personne à ce sujet. Alors, faute de soigner le mal à sa racine, j'ai fait avec. Ce n'est déjà pas si commode. Qu'on me laisse donc tranquille. Les conclusions gratuites et cruelles sont pires que tout.

Je ne me fais pourtant aucune illusion. J'aurai beau lui dire et lui répéter que jamais je ne me suis bourrée de sucreries et de plats en sauce, elle ne me croira pas. Elle ne voudra pas me croire.

Les gros mentent, c'est bien connu. Tous les vicieux cachent leurs penchants interdits. Or la graisse est un vice pour les gens qui se croient normaux ou qui trouvent, comme celle-là, leur raison de vivre en faisant croisade pour une soi-disant normalité.

Je suis grosse par ma faute. Je dois bâfrer en douce comme une truie. Elle n'emploie pas exactement ces termes mais c'est ce qu'elle pense. Ses yeux et sa mauvaise moue constipée sont éloquents.

– Il faut agir, conclut-elle. Je vous donne trois mois. Consultez un médecin. Faites un régime. Surveillez vos excès de nourriture, je ne sais pas, moi... Mais arrangez-vous pour maigrir ! Sinon...

Elle ne va pas au bout de sa menace. Mais je sais ce qu'elle veut dire. Ou bien je perds du poids ou bien je perds mon travail. Je sors catastrophée.

Ça recommence.

Tout allait trop bien depuis quelque temps. Cet emploi, ma nouvelle liberté, la bonne ambiance du bureau... Je parvenais enfin à oublier mes déboires passés. Je m'équilibrais. J'avais une chance de m'en sortir.

Cette bonne femme fielleuse venait, une nouvelle fois, de tout casser. Je retournais à la case départ. A mes huit ans maudits dans la salle de consultation de l'endocrinologue de l'hôpital.

En parler à mes parents, à ma mère ? Pas question. Cette histoire les traumatiserait. Du souci, ils s'en font suffisamment pour moi comme ça. Je sais que mon avenir angoisse maman. Un peu plus que les autres mères. Avec mon handicap, est-ce que je pourrai avoir une vie comme les autres ? Est-ce que je me marierai ? Papa ne dit rien. Il parle si peu. Mais je n'en suis pas moins une grave préoccupation pour lui.

Appréhension. Désespoir. Il faut que je me libère. Que j'en parle à quelqu'un... Mes amies, c'est impossible. Nous entretenons toujours des rapports ambigus à propos de mon poids. Pour me durcir, me donner le courage d'attendre d'hypothétiques jours meilleurs, j'ai évité systématiquement de me confier. Quoi qu'il m'en coûte, souvent. Pleurer dans le gilet de quelqu'un donne des armes à l'autre. Un jour, cela se retourne contre vous.

Dans le train qui m'emmène de Savigny à la gare de Lyon, j'ai fait la connaissance d'une dame charmante. Avec ses cheveux blancs et ses yeux gris, à la fois tendres et malicieux, elle me rappelle ma grand-mère de Carcassonne. Durant le trajet, avec Alice – c'est son prénom – nous parlons de tout et de rien. Des mille et une choses qui font la vie de tous les jours.

Mais dans ces conversations anodines, elle met un cœur, Alice, une tendresse envers moi, une prévenance que peu de gens m'ont jusqu'alors donnés. Je sais qu'elle me comprend. Sans jamais les évoquer, elle sait mes problèmes.

Je décide de lui parler de ce dernier coup du sort. Elle ne pourra sans doute rien faire mais, au moins, je me serai libérée de mon angoissant secret.

– Je ne vois pas pourquoi on t'obligerait à maigrir!

Elle m'a écoutée jusque-là sans mot dire, hochant simplement la tête lorsque je lui rapportais les méchancetés de l'autre pie-grièche. Avec l'air de penser : « Pourquoi tant de haine, tant de bêtise... »

– Elle va me faire virer!

– Elle n'a pas le droit. C'est de la discrimination gratuite. Ton poids ne t'empêche pas de faire ton travail.

Alice me rassure. C'est vrai, après tout. Je dois me défendre. J'irai voir mon délégué syndical. Je me battrai.

En attendant, je ne ferai rien pour perdre le moindre gramme. Je vivrai et je mangerai comme avant. Je m'en moque de cette vipère venimeuse. Et je reste polie!

Les trois mois passent. J'ai presque oublié. Une nouvelle convocation me rappelle à l'ordre. La vache, elle n'a pas oublié!

Tendue, bourrée d'angoisse, mais bien décidée à ne pas me laisser faire, me revoilà dans cette pièce sordide en face du hibou enchignonné. Même chaise de Skaï pourri. Même bureau. Même peinture lavasse sur les murs. Même poids, en ce qui me concerne.

– Je constate que vous n'avez pas maigri!

– Non, madame.

– Et pourquoi ?

– Je me sens bien comme ça.

Je force ma voix à ne pas trembler. Elle me terrorise, cette harpie. Mais je n'en montrerai rien. Je serai plus forte qu'elle.

– Il n'est pas possible de travailler correctement avec un poids pareil ! Ici, vous êtes dans une administration sérieuse.

L'air et la chanson de dire que ce n'est pas Barnum. Les monstres de mon espèce, dehors. Ou bien il me faut rentrer dans les normes et dans une taille de vêtements décente. Je perds pied à me faire ainsi rappeler crûment que je ne suis pas comme les autres. Tous les complexes, toutes les frustrations que j'ai accumulés jusque-là me submergent.

– Mais, madame, je...

– Taisez-vous et écoutez-moi !

Je n'ai pas le choix. Je cède. J'accepte de demander un rendez-vous à mon médecin pour qu'il me signifie un arrêt de travail et me prescrive un régime sévère. Elle me fait un mot à son intention qu'elle a soin de cacheter pour que je n'en prenne pas connaissance.

Je bredouille un refus qu'elle n'entend pas. Déjà, elle m'a signifié que notre entrevue était terminée. Je quitte son bureau les larmes aux yeux, détresse et colère confondues.

Je la hais. Horrible mégère refoulée et méchante qui dispose d'un pouvoir sur moi et qui s'en sert pour m'écraser parce que je suis sans défense. Une de plus. Saleté. Je voudrais la réduire en bouillie. L'étrangler. Oui, serrer son cou maigre dans mes mains vengeresses et le sentir craquer, craquer.

Le lendemain, mon médecin, qui me connaît depuis l'âge de sept ans, me rassure :

– Calme-toi. Tu n'es pas malade. Tu es grosse, c'est un fait, mais tu peux travailler.

– Alors, docteur, vous...

– Je refuse absolument de te prescrire le moindre régime. Ça ne servirait à rien. Ton poids n'a rien à voir avec ce que tu manges. Quand à l'arrêt de travail qu'elle demande, c'est non.

Il me remet une lettre pour la vieille chouette dans laquelle il explique tout cela. Ses arguments me valent un sursis. Je retourne travailler.

Mais le cœur n'est plus là. Je trouve maintenant contrainte et fausse l'ambiance du bureau. Ce n'est pas que mes collègues aient changé. Elles ont toujours la même gentillesse et les mêmes attentions à mon égard. C'est moi qui suis mal. Je n'en doute pas, l'autre sale pie va me reconvoquer. Elle ne lâchera pas aussi facilement le morceau. Elle fait partie de ces gens auxquels la mauvaise foi et le venin donnent une ténacité sans pareille pour empoisonner la vie d'autrui. Dans le secret des couloirs et des arcanes administratifs, elle agit, j'en suis certaine. Elle veut ma peau. Cette peau qu'elle trouve si laide, si distendue, cette peau qui la gêne.

Elle l'aura. Par l'intermédiaire de mon chef de bureau.

Celui-là, jusqu'alors, je le trouvais un tantinet distant mais courtois, presque sympathique. Au vrai, il me foutait une paix royale. Depuis quelque temps, il a un comportement différent. Je sens de l'embarras, des sous-entendus, des non-dits dans ses rapports avec moi. Quelque chose qu'il n'ose pas me dire. Ce n'est certainement pas une proposition d'avancement!

Il finit par me convoquer. Derrière son bureau, je le sens mal à l'aise. Moi, je devine très bien ce qu'il veut me dire. Vous êtes trop grosse. Vous êtes virée. Ça me perce le cœur d'avoir à l'entendre. Mais qu'il parle, que je sache à quoi m'en tenir, qu'on en finisse.

– Voyez-vous, Anne, vous me posez problème...

J'ai horreur de ces introductions patelines et hypocrites qui font plus mal qu'un coup franc et direct.

– Oh ! Soyez rassurée, je n'ai pas à me plaindre de vous. Vous donnez toute satisfaction dans votre travail. Vos collègues vous apprécient. Mais...

J'ai envie de lui jeter à la face : « Alors, pourquoi vous m'avez convoquée ? Qu'est-ce que vous me voulez ? », « Fichez-moi la paix ! Je ne demande pas autre chose ! » Je sens que je devrais attaquer, que c'est ma seule chance. Mais je reste muette, paralysée. J'ai perdu.

– C'est votre santé, ma petite Anne, qui me préoccupe... Vous... vous... êtes un peu enrobée...

Il prend des gants, la crapule. Il est en train de penser : « Vous êtes grosse comme une vache. »

– J'en viens au fait. Il faut vous soigner. Je ne peux pas prendre sur moi la responsabilité, comprenez-vous, de garder ici une personne malade. Mon service..., voyez-vous..., c'est pour votre bien...

Ma démission, voilà ce qu'il veut. Groggy, traumatisée, roulée dans la farine, j'accepte. A quoi bon lutter. Ils sont odieux. Ce tartufe est parvenu, le temps qu'il fallait pour que je donne mon accord à ses magouilles, à me rendre impuissante, à annihiler toutes mes facultés de résistance.

Ma valeur professionnelle qu'il vient de vanter, il n'en a rien à faire. C'est au kilo que ça se décide. Je dépasse les bornes. On me jette. C'est aussi simple et aussi salaud que cela.

Bien entendu, mon délégué syndical, qu'Alice, la gentille voyageuse de train, m'avait conseillé d'aller voir, prétend ne rien pouvoir pour moi. Je comprends sur-le-champ. Ses justifications fumeuses, je les écoute à peine. Ses conseils, incitation à un régime, soins médicaux, encore moins. Tout ce que je retiens de cette entrevue, c'est que je ne peux compter sur personne !

Entraide, générosité, solidarité, droit au travail..., tu parles ! A condition de ne pas dépasser le poids imposé. La valeur professionnelle, la bonne volonté, les sentiments, c'est merveilleux. Mais, quand c'est enveloppé et pesé dans un bon quintal de graisse interdite, ça ne compte plus pour rien. Si après ce qui vient de m'arriver, je ne suis pas convaincue...

Ne rien dire à mes parents. Pour le moment du moins. J'aviserai quand il sera temps.

On est en pleine révolution de 68. Dans les rues, les étudiants, les ouvriers, tout le monde se bat pour un monde meilleur, pour sa place au soleil. Mon univers à moi s'écroule. Mon soleil est étouffé par les pires orages. Mon avenir, n'en parlons pas! On m'a virée comme la dernière des pestiférées. Qui voudra de moi désormais? Que vais-je devenir?

Ce début d'été est sinistre. Seule face à ma graisse, inactive, je pleure toutes les larmes de ce pauvre corps, mon ennemi et mon sanctuaire à la fois. Je rage, je tempête, je maudis. Je pense à me détruire.

Il me faut bien avouer à ma mère que je n'ai plus d'emploi. Je ne lui dis pas tout ce que je ressens. Nous n'avons jamais beaucoup parlé ensemble. Mais elle comprend, je le sais aujourd'hui. Derrière son silence et son apparent détachement, se cache pudiquement un formidable potentiel d'amour qui ne dit pas son nom.

Elle fait des pieds et des mains pour me rendre la vie plus facile. Contacte une voisine qui habite en face et qui travaille au ministère de la Santé publique. N'y aurait-il pas une place pour moi? Je suis sérieuse. J'ai de bons diplômes. Si elle pouvait se renseigner...

Ça marche.

On me convoque. Je conviens. Je débute au mois d'août dans un petit bureau de la rue de Tilsitt, à Paris. On ne s'est pas préoccupé de mon poids à l'embauche. On ne s'en préoccupera pas durant les quatre ans que je passerai là.

Une autre satisfaction me fait un peu oublier mes malheurs : je réussis mon permis de conduire. Ce n'est pas sans mal. Deux tentatives ont été nécessaires. Enfin, je l'ai. Malgré leurs modestes revenus, mes parents font le maximum pour m'aider à acheter ma première voiture, une petite Simca 1000 toute noire achetée d'occasion par l'intermédiaire d'un ami de papa.

Cette voiture, c'est ma nouvelle liberté. Les transports en commun ne sont agréables pour personne. Pour un gros, une grosse, ils constituent un véritable calvaire. Regards réprobateurs ou dégoûtés, plaisanteries déplacées... Dans un train, un bus, le métro, ils sont anonymes. Ça rend l'insulte ou le quolibet plus cinglant. J'ai tout entendu en voyageant de la sorte. Même un jeune imbécile dire bien haut que les obèses devraient payer leur place en fonction du volume qu'ils occupent... Le même idiot se serait moqué d'un handicapé moteur ou d'un aveugle, on l'aurait lynché. Ridiculiser une grosse, ça a déclenché l'hilarité générale.

Quand je repense à cette voiture et à l'indépendance, au soulagement qu'elle m'a procurés, il me vient des larmes aux yeux. Des larmes de reconnaissance. Envers mon père, ma mère, qui ont consenti des sacrifices pour que je puisse l'acquérir. Je ne savais pas à l'époque. Je ne pouvais pas comprendre. Mes parents, c'était pour moi, au milieu de tous mes problèmes, comme des étrangers trop proches. On s'opposait. Ma mère criait contre moi. Le mutisme de mon père m'exaspérait.

Avec le temps et la vie, j'ai réalisé que les silences de papa n'étaient pas vides – oh non ! – mais au contraire tissés étroitement d'amour et de préoccupation pour nous tous, moi la première. Et que si maman me houspillait sans cesse, c'est parce qu'elle avait peur pour moi.

Je ne sais pas si c'est la même chose pour tout le monde...

Mais dans mon cas, il n'est pas un instant fort ou significatif de mon existence qui ne soit ponctué par une chanson, par une mélodie. Ces mots désuets, ces notes de musique parfois simplettes que le passé égrène au fil de ma mémoire, constituent, d'une certaine manière, l'architecture secrète de mon intimité. Joie ou tristesse, espoirs ou épouvantes, ma vie, à chaque fois que je me retourne sur elle, ressemble à une sorte d'auditorium où tout se côtoie : rengaines un peu niaises, refrains à la mode, aujourd'hui oubliés ou ridicules, poèmes habillés de rythmes ou de cafard... Quand je convoque mes souvenirs, ils resurgissent, ils sont là.

Brel et ses poignants cris d'amour impossible dans les déserts du cœur. *Tombe la neige* et la voix fluette et chaleureuse d'Adamo. Johnny, ma vieille idole, et ses douces violences, tellement représentatives de nos seize ans... Combien d'autres encore dont les chansons amoureuses ou déchaînées bercèrent mes années révolues. Lorsque j'entends Eddy Mitchell interpréter sa *Fille aux yeux menthe à l'eau,* ce sont mes dix-neuf ans et le premier homme qui m'ait initiée tout entière aux joies de l'amour qui me reviennent en avalanche.

Comme dans la chanson, il y avait un juke-box dans le café que nous fréquentions, avec Nicole et les autres, à Sainte-Geneviève-des-Bois. On y passait nos samedis et nos dimanches à écouter nos idoles sur le vieux Wurlitzer à plateau qui grinçait tout ce qu'il savait. Et on sirotait, nous aussi, à longueur de temps, des menthes à l'eau qu'on faisait durer des heures.

Entre nous. Les filles guettant les garçons avec l'air de ne pas s'intéresser à eux. En plus de Nicole, il y avait le plus souvent Éliane, une autre copine, et Marie, une nouvelle dans notre petit groupe, une Tunisienne qui habitait près de chez moi, à Savigny.

Un bistrot comme tous les bistrots de banlieue sur la fin des années soixante. Fréquenté par les gens du coin – et, le soir ou le week-end, par les bandes de jeunes locales, plus ou moins turbulentes selon l'air du temps et leurs éternels problèmes de filles ou de territoire.

L'une d'elles tient ses assises régulières au *Tabac du Progrès*. Des blousons noirs, comme on les appelait à cette époque. Motos au repos sur leurs cale-pieds devant la façade. Ceinturons ferrés. Blousons de cuir. Jeans serrés et ces bottes pointues que l'on ne nommait pas encore Santiags... Avec leurs longs cheveux coiffés en banane et copieusement brillantinés, leurs chaînes et les crans d'arrêt en poche, leurs bagarres et leur goût pour les musiques qui annoncent la violence, on les assimilait facilement à des voyous. La plupart n'étaient pourtant que de braves garçons désireux de se singulariser à travers leurs tenues et leurs attitudes provocatrices. Un moyen comme un autre de casser la monotonie grise et vide de nos banlieues où l'on s'ennuyait déjà à cent sous bien tassés de l'heure.

Nos parents, bien entendu, nous interdisaient de les

fréquenter. Mais nous, les filles, comment faire autrement ? On aimait ! C'étaient des hommes à nos yeux, des vrais, des durs. On dirait aujourd'hui des loubards. Ils représentaient la force, la différence, l'irruption des interdits dans notre existence plutôt terne et bien rangée de gamines sages. Et tant pis s'il y avait pas mal de cinéma dans leur comportement. S'ils n'étaient pour la plupart, en semaine, que de jeunes ouvriers ordinaires ou de petits employés des postes. En tenue de sortie, ils incarnaient l'aventure et ses dangers, la virilité et cette secrète violence sans laquelle, quand on a dix-neuf ans ou plus tard, il n'y a pas de véritable rêve d'amour.

Dans la bande qui hante Sainte-Geneviève-des-Bois, celui que je préfère, c'est Yvon. Un brun. J'ai toujours eu un faible pour les bruns. Très grand. Avec de profonds yeux noirs, comme Jean-Pierre, tiens, mon lointain premier amour aussi platonique que fugitif.

Yvon... Je ne lui ai jamais vraiment parlé. Salut... Au revoir... Ce que je connais du son de sa voix, c'est surtout ses coups de gueule avec ses potes ou des types d'une bande adverse égarés dans son secteur.

Pas à prendre avec des pincettes ! Un meneur. Sa bande et les autres le respectent.

Pourtant, derrière ses allures de gros dur, sa façon de se déhancher quand il entre au bar ou qu'il met à mal le flipper, derrière ses épaules qui roulent sous le cuir un peu rapé du blouson orné d'un aigle au milieu du dos, je l'imagine, Yvon, d'une douceur extrême.

Par temps calme, il a un regard que je trouve presque candide. Ses poings font mal, pas de doute, quand il cogne. Mais déliées, je suis sûre que ses mains sont capables de toutes les tendresses. J'en rêve. Les doigts d'Yvon dans mes cheveux, sur mon visage, le long de mon dos. Ses lèvres à la recherche des miennes. Et puis me blottir à en sombrer entre ses bras forts et accueillants...

Sans parler de la tête qu'elles feraient, mes copines! Nicole, surtout! Un homme! Un homme à moi autant que je serais, que je suis déjà, à lui! Et l'immense, la fantastique victoire d'être comme les autres qui flirtent – et certainement au-delà – tous azimuts.

Pour une fois, la première, je ne fantasme pas dans le vide.

Je sais que je ne lui suis pas insensible. Il ne le montre pas ouvertement. Ce serait indigne d'un chef. Mais il y a des regards en douce qui ne trompent pas. Quand je mets dans le juke-box un rock qu'il aime, c'est toujours un sourire, un petit geste de la main, discrètement, dans ma direction... Il sait me faire savoir que nous sommes complices.

Moi qui n'ai toujours pas de petit ami, qui traîne tous les complexes de la terre, moi la grosse, la laissée-pour-compte, le souffre-douleur, ce n'est rien de dire que j'en rêve, d'Yvon! Il occupe toutes mes pensées.

Enfin quelqu'un qui s'intéresse à moi. Pour moi-même. Telle que je suis. Un homme, un vrai, beau et tout, qui loin de me considérer comme une sorte de monstre, comme un remède à l'amour ou une quantité négligeable, me sourit, me fait des avances à sa manière.

C'est la première fois de ma vie que je me sens belle. L'autre soir, en me regardant dans ma glace tout en songeant à lui, je me suis découvert de beaux yeux, une douceur de traits que je ne me connaissais pas auparavant. L'amour métamorphose!

Ce samedi matin, dans la perspective de le voir l'après-midi, je suis allée chez le coiffeur. J'ai fait friser mes cheveux que maintenant je porte très courts. C'est réussi. J'ai mis la belle robe rouge que m'a cousue ma mère. Puisqu'il me trouve jolie, que je le suis, autant être coquette. C'est loin d'être désagréable. En soirée, on a prévu d'aller au cinéma. Ils jouent *King-Kong*. Pas le film sentimental par excellence! Mais ça n'a pas d'importance. Je compte secrètement sur l'obscurité propice de la salle... Le tout, c'est de m'arranger pour être assise à côté d'Yvon. Je crois que je n'aurai pas trop d'efforts à faire.

Ça se présente mal, le soir venu.

Entre la bande d'Yvon et les copines, nous sommes une bonne quinzaine. Impossible de se caser tous ensemble et, dans la bousculade, nous voilà, Nicole et moi, obligées de nous installer cinq ou six rangées devant les autres, là où il reste des places vacantes.

Quand la lumière s'éteint, je suis furibarde! Et pour couronner le tout, un film débile! J'ai autant envie de regarder ces histoires de grand singe que d'aller me pendre! Encore une sortie de gâchée.

Peut-être pas.

Le documentaire, qui précédait à cette époque le grand film, est déjà bien entamé quand deux garçons, arrivés en retard, s'installent près de nous. Dès que la lumière revient, après les publicités, je dévisage en catimini mon voisin. C'est qu'il n'est pas mal du tout! De beaux cheveux noirs frisotants, un visage mat, régulier, d'une extraordinaire vivacité. Plutôt mon type. Enfin, celui de mes rêves...

Il a remarqué qu'il ne m'était pas indifférent. On se sourit. J'ai dit que je me sentais mignonne. Sûre de moi, ce serait aller un peu loin. Mais gonflée tout de même. Il n'est pas obligé de le savoir, que je n'ai pratiquement jamais eu de petit copain. Je lui rends son sourire, tu parles! Trop heureuse même si je m'applique à prendre l'attitude d'une fille juste ce qu'il faut aguichante et pudique à la fois. Il discute avec son copain. Mais je sais bien que c'est factice, tout ça. C'est moi qui l'intéresse. Il n'attend qu'une chose. Que l'obscurité se fasse. Alors...

Alors, comme je m'y attendais, je sens sa main qui tente discrètement de tirer à lui la manche de ma robe. Elle cherche la mienne. Je panique. J'ai tellement attendu un instant pareil. Et le voilà. Je suis en face de mon rêve le plus viscéral. Être remarquée. Être aimée.

J'ai l'impression de flotter. De ne plus habiter mon corps. Terreur et délices dans la même seconde. Des images défilent en face de moi sur l'écran, des personnages, des décors que je ne vois pas. Qui ne sont que lumière et mouvements agressifs, incongrus. Il me semble que le monde entier me regarde, me juge. Et au-delà de l'angoisse, cette douceur, ce plaisir inédit qui se glisse subrepticement dans la moindre de mes fibres...

La sensation de sa main dans la mienne est quelque chose d'indicible. Chaleur, moiteur des peaux qui se rencontrent. La sienne est un peu âpre. Mais sans doute est-ce que je ne connais pas encore l'épiderme d'un garçon. Nos doigts se tissent.

C'est merveilleux.

Son bras autour de mon épaule. Mon cœur qui bat, qui bat. Il m'embrasse. Je lui rends son baiser de toutes mes forces, de toutes mes lèvres. Je ne devrais pas. « Il va me prendre pour une fille trop facile, une obsédée peut-être », je me dis. Mais j'ai beau me dire, des années de frustation explosent en moi. Mon corps se venge. Je sombre tout entière dans son haleine tiède. *King-Kong,* sur l'écran, à quelques mètres devant nous, c'est à des années-lumière que ça se passe! Le film est d'ailleurs fini que je n'ai même pas l'impression de l'avoir vu commencer!

Quand la lumière revient, malgré l'état second dans lequel je baigne comme dans de l'ouate, je constate la mauvaise humeur de Nicole. Manuel – nous nous sommes, entre deux baisers, susurré nos prénoms – me tient par l'épaule et ne se prive pas de me démontrer au grand jour son affection. Ma petite copine n'a pas l'air d'apprécier.

Je lui échappe. Il y a moins de deux heures, je n'étais

encore pour elle que la grosse, la tarderie, celle qu'on trimbale par fausse bonté d'âme. Je suis désormais son égale. Une fille capable de plaire. De mettre un garçon, et pas des plus moches, à mes pieds. De l'agacement de Nicole et des autres ou de ma nouvelle conquête, au fond, je ne sais quelle est ma plus grande victoire.

Manuel et moi, nous sortons de la salle main dans la main. Je rayonne. On nous regarde. On me regarde. C'est enfin le paradis. Une fois dehors, je fais une chose incroyable. Mon flirt me propose une balade à moto, prétexte pour aller faire plus ample connaissance dans un coin discret. Sur le trottoir, les copains m'attendent. Et moi, dans un élan soudain de malveillance, que d'ailleurs je ne cherche pas à m'expliquer, je plante là mon beau brun pour rejoindre ma bande! Sans la moindre explication!

Surpis, il l'est. Et les autres encore plus. Moi-même, je me demande une demi-seconde à quelle drôle d'intuition j'ai bien pu obéir! Une intuition agréable, en tout cas. Le fait de me sentir garce et d'en faire profiter tout le monde, en voilà une autre victoire de taille! C'est peut-être mesquin, sordide, mais c'est ainsi.

Et ce n'est pas tout...

A croire que les bonnes pâtes, dont j'étais encore quelques heures auparavant, sont plus mal récompensées que les chameaux. Un type de la bande à Yvon s'approche de moi comme je me dirige, tous les yeux rivés sur moi, vers ma voiture.

– Dis donc, Anne...

– Tu veux me parler ? je fais, hautaine et sûre de moi comme je ne l'ai jamais oublié.

– Ben voilà...

Et pas trop à l'aise, de m'expliquer que son chef, qu'Yvon l'envoie me faire dire que, si je veux bien, il aimerait me dire deux mots... enfin que... bref, qu'il aimerait bien sortir avec moi...

C'est le bouquet !

Voilà des semaines que l'homme à l'aigle dans le dos et moi, on joue au chat et à la souris. Je joue les provocatrices à son égard en me laissant ostensiblement embrasser par un autre. Et il fait le premier pas ! Ou du moins il délègue un sous-fifre pour le faire.

Plutôt flatteur, non ? Me voici dans la position tant enviée jadis de Nicole et des autres me dépêchant faire leurs courses auprès des garçons qui leur tapaient dans l'œil. Pas mal non plus, comme sentiment de puissance. Et je ne parle pas de la tête que font les autres.

Décidément, ce samedi-là est un jour à marquer d'une pierre blanche. Et même de plusieurs. Il a suffi d'une soirée, d'un peu de coquetterie et d'une once de confiance en moi pour qu'enfin ma vie bascule du côté de la chance. Ce n'est plus une simple revanche – au fond, je m'en moque –, c'est une pauvre petite satisfaction bien passagère que de voir bisquer mes « amies ». Car tout a changé. Adieu la grosse noix de coco. Une femme est née. Une femme respectée, aimée. Et pas par n'importe qui. Par un garçon que les autres filles ont plus d'une fois rêvé d'épingler à leur palmarès.

– Ma pauvre petite, qu'est-ce que tu peux te faire comme illusions si tu crois qu'Yvon va s'intéresser à toi, me balançait Nicole à tout bout de champ.

– Ou alors, s'il s'intéresse à toi, ma fille, c'est que..., ne manquait jamais d'ajouter Éliane ou une autre d'une voix fielleuse.

« Ou alors... C'est que... »

Pas difficile à deviner. Elles voulaient dire que s'il jouait à me donner des espoirs, c'était pour me charrier. Jouer avec ma pauvre naïveté de gamine mal dégrossie dans tous les sens du terme. Ou bien que... Il était peut-être un peu vicelard sur les bords, le gars Yvon... Un type qui est porté sur les obèses, suspect... Ça cache comme qui dirait de la perversion.

Eh bien non! Ça ne cachait rien.

Yvon m'aimait.

Il m'aimait vraiment. Pour moi. Rien que pour moi. Il m'aurait fait une place dans sa vie que je sois mince ou ronde, que je sois divinement belle ou diaboliquement laide.

Yvon m'a appris une chose fondamentale que j'ignorais. L'amour, c'est un regard, une sorte de laser du cœur, qui transperce les apparences, le décor, le mensonge extérieur, pour capter au-delà la vérité de l'être.

En moi, il a discerné solitude, souffrance et vieux démons, mais aussi cet immense désir de donner. De me donner enfin à quelqu'un, tout entière.

J'étais vierge. Du corps à la tête. Non seulement, bien entendu, je n'avais jamais fait l'amour avec un garçon mais cette idée, rien que cette idée, me traumatisait.

Il y a une vingtaine d'années de cela, pas davantage. Et pourtant, quand on évoque devant les jeunes d'aujourd'hui ce que nous étions, face aux problèmes de l'amour et du sexe, ils ont l'impression que c'est le Moyen Age! Maman ne m'avait rien expliqué à ce sujet. Ou alors, c'était vague. Des généralités. Et des mises en garde en forme de menace dans le genre :

– Si tu couches avec un garçon, tu auras un enfant. Et si tu te ramènes à la maison enceinte, moi et ton père, on te flanque à la porte!

Sous ses allures de loubard insensible et coriace, Yvon cachait une sensibilité extraordinaire. Il a tout compris à mon sujet. Me brusquer, se moquer de moi en me traitant d'oie blanche, me rendre jalouse pour me décider à lui céder, s'il y a seulement songé, je ne m'en suis même pas rendu compte. Tout au plus, quand nos effusions allaient un peu trop loin, qu'il me demandait tendrement de m'exécuter et que je lui répondais non en rougissant jusqu'à la racine des cheveux, passait-il au fond de ses yeux d'encre une lueur d'affectueuse ironie. Il n'insistait pas. M'embrassait seulement avec un peu plus de passion. Lui-même sortait d'un pénible chagrin d'amour qui l'avait marqué à vif. Il comprenait que certaines blessures sont longues à se fermer.

– Je t'aime, Anne! disait-il simplement à ces moments-là. Je t'aimerai toujours.

Et je lui répondais, transie de bonheur, que moi aussi, je l'aimerai toujours, en lui rendant son baiser de toute mon âme.

Cette tendre patience a fait son chemin en moi durant près d'un an. Ma peur, les menaces de ma mère ont subrepticement laissé place au désir de savoir et à celui, plus secret et bien plus tyrannique, de donner à Yvon la preuve définitive de mon amour pour lui.

Je me suis donnée à lui pour la première fois par un beau dimanche de Pentecôte, en 1969. Une fille se souvient à jamais de sa première expérience sexuelle. Je suis d'autant moins près de l'oublier, la mienne, qu'elle fut merveilleuse.

Comment aurait-il pu en être autrement dans cette rencontre rare entre l'ineffable sincérité de l'innocence, le plaisir et l'amour!

C'est le mois de juin, quand l'été n'est pas encore tout à fait là et que le printemps s'attarde. Les châtaigniers en fleurs embaument. La végétation est de ce vert jeune et vif que nourrissent des sèves adolescentes. Le ciel est pur. Le soleil a vingt ans.

Yvon travaille dans la mécanique à Vitry. Il a un copain, Christian, qui habite une maison attenante à l'usine dans laquelle il est employé. A l'étage, il y a une chambre libre où mon amoureux dort de temps à autre quand il débauche tard ou que simplement il n'a pas envie de rentrer chez lui.

– J'y passerai le week-end de Pentecôte, m'a-t-il annoncé, l'air de ne pas y toucher, lors de notre dernière rencontre. Tu viendras me faire une petite visite ?

Je ne suis pas dupe. Le petit sourire émoustillé qu'il arbore pour me faire cette invite suffirait à me donner une idée de ce qu'il a en tête ! Ça tombe bien. Sans que j'ose me l'avouer trop fort, je ne suis pas loin de caresser des projets identiques. C'est l'amour fou entre nous deux. On se comprend à merveille. On ne va pas rester toute une vie à s'embrasser et à se peloter dans les coins comme deux adolescents attardés. C'est le printemps pour tout le monde après tout !

– Je viendrai dimanche matin, lui ai-je promis.

Je sais ce qui m'attend et au fond, je le désire de toutes mes fibres. Je n'en suis pas fière pour autant. Ce plongeon dans l'inconnu, ce pas ultime vers l'amour fou et le monde adulte, m'effraient. Est-ce que j'aurai mal ? Est-ce que je ne serai pas ridicule ? Est-ce que cela veut obligatoirement dire enfant ?

Le visage de ma mère se superpose à celui d'Yvon, à ses yeux, à ses lèvres, à son corps, dans mon imaginaire en délire. Il me semble entendre dans ma tête l'écho de ton angoisse et de ta colère, maman... Comment t'avouerai-je jamais ce que je vais faire demain, dans une heure ?

Une autre hantise me taraude. Mon corps.

– Je t'aime comme tu es ! me dit mon tendre loubard à chaque fois que je risque une allusion, si vague soit-elle, à mon poids et mes formes.

« Des mots que tout cela, je me dis, folle d'appréhension. Quand il me verra nue... Non ! Je ne me déshabillerai pas ! » C'est décidé. D'ailleurs, même si j'étais mince et jolie, c'est une chose que je ne pourrais même pas envisager.

Chez nous, à la maison, la pudeur prédomine. Jamais, ô grand jamais, je n'ai vu mon père ou ma mère nus ! C'est impensable. Jamais je ne les ai même simplement surpris à se laisser aller, devant nous, mon frère et moi, à un véritable baiser amoureux, lèvres à lèvres. Comment s'aiment-ils ? Jamais je n'ai pensé à l'imaginer.

Alors...

Alors, je garderai mes vêtements. Pourtant, à bien réfléchir, il faudra bien qu'Yvon... que je découvre certaines parties de mon corps... Il va me trouver horrible. Repoussante. Me découvrir telle que je suis, abandonnée, sans toilette...

Grasse. Trop grasse. OBÈSE.

Je hais ces adjectifs, l'obscénité qu'ils colportent. A chaque fois qu'ils me reviennent à l'esprit ou aux lèvres, je redescends en enfer. Quand ils sonnent en moi, je m'autodétruis. C'est comme si je me noyais. Comme si je me suicidais au fond de ma propre graisse...

Une bonne partie de la nuit qui a précédé le rendez-vous, mes mauvais démons ont ainsi feuilleté pour moi, avec une cruauté vicieuse, une à une, toutes les pages du livre secret de mes angoisses.

J'ai fini par sombrer dans un sommeil glauque et douloureux que hantaient les visages de mes parents affolés, celui d'Yvon, tour à tour aimant et sarcastique. Et ceux, en filigrane d'un endocrinologue dément, d'une maîtresse d'école tortionnaire et d'infirmières diaboliques.

Le lendemain matin, je me suis faite belle. Il faisait un temps magnifique. Mes cauchemars s'étaient évanouis. Mais je crois que, malgré tout, je n'aurais jamais pu aller toute seule à Vitry. J'aurais rebroussé chemin en cours de route. Ou foncé, droit devant moi, selon le bon vouloir de ma Simca 1000... Pour me donner du courage, j'ai donc convaincu Éliane, mise depuis quelques jours dans la confidence, de m'accompagner comme une vierge au sacrifice !

Il n'y avait aucun café ouvert à proximité. Dans un élan de cette complicité qui n'existe qu'entre femmes, elle a accepté de m'attendre dans la voiture, avec un magazine.

– T'en fais pas, m'a-t-elle tout naturellement glissé à l'oreille quand je l'ai quittée. Tout va bien se passer, tu verras !

Mon cœur bat à tout rompre. Je sonne. Il faut que j'aie l'air à l'aise, heureuse, insouciante. Je m'efforce à sourire face à la porte encore close. Le voilà. Je l'entends. Il m'ouvre.

– Salut !

Ses lèvres effleurent les miennes comme nous en avons l'habitude à chaque rencontre. On entre. A l'étage, il me montre sa « piaule » avec un grand geste théâtral de la main.

– Bienvenue dans l'antre du fauve !

Je bredouille : « C'est chouette, t'es pas mal installé, dis donc ! » et je ne sais quelles banalités. En fait, c'est une chambre tout ce qu'il y a d'ordinaire. Un grand poster d'Eddy Mitchell sur le mur. Une table. Une chaise qui m'a l'air un peu bancale. Le lavabo dans un coin. Le lit.

Tout panique en moi à la vue de ce modeste cosy de faux acajou avec son couvre-pieds à fleurs un peu râpé, le traversin déformé qui a gardé la trace de la tête à l'emplacement du sommeil, les bouquins anodins sur le rayonnage surplombant le chevet.

C'est là que tout à l'heure... dans un quart d'heure... une demi-heure tout au plus...

Yvon se fait tendre tout de suite. On s'est assis côte à côte. Il lui suffit d'un geste pour me renverser sur les couvertures. Une fois étendue, ce sera fini. Le point de non-retour. Je ne pourrai plus lui résister. Il faudra franchir le pas.

Je l'embrasse longuement, fougueusement, autant pour retarder ce moment fatal que pour mieux m'y soumettre.

Je ne sais pas. Je ne sais plus. Une onde tiède et irréductible me prend corps et cœur. Derrière mes paupières closes, je vois des galaxies se précipiter à la rencontre de mon cerveau. Tout vacille.

– Je t'aime!

Dès que mes lèvres ont libéré les siennes, ces mots ont jailli de lui en un souffle rauque, oppressant.

– Je t'aime! dit ma bouche à moi.

Mais c'est mon corps tout entier qui parle. Les mains d'Yvon courent le long de mes épaules, sur ma poitrine, au-delà. Elles repoussent ma robe sur mes cuisses.

– Non! je supplie au bord de l'abandon.

Il se méprend. Il pense que je ne suis plus d'accord. Je dois lui expliquer que je ne veux pas, que je ne peux pas me déshabiller.

– Ça me gêne... C'est la première fois... tu comprends, mon amour?

Il ne dit rien. Il comprend. Sa main glisse à l'abri du tissu de ma robe jusqu'à mon intimité. Je ne lui ai jamais autorisé ce geste jusqu'alors. J'ai peur, un millionième de seconde, qu'il me trouve difforme, mal faite, repoussante... Je suis vite rassurée. Sa caresse, à la fois douce et pressante, n'est à aucun moment désagréablement surprise par ce qu'il faut bien appeler mes bourrelets. D'ailleurs, pour ma part, je n'y pense même plus. Cette main tendre et aimante balaye d'autorité mes plus terribles complexes.

Elle atteint son but, m'électrisant soudain. Ma respiration se fait malgré moi pressante. Je voudrais hurler et gémir de contentement à la fois. Jamais je n'ai éprouvé pareille sensation. L'onde s'est faite déferlante. Je perds pied. Je me noie! Non plus de dépit ou de désespoir, mais de plaisir, de bonheur, d'extase!

Yvon m'a pénétrée avec juste ce qu'il fallait de force et de tact conjugués pour que je ne ressente pratiquement aucune douleur. A son contact, au cœur de mon être le plus intime, le plaisir que venait de me donner sa main a redoublé. Sur un autre registre. C'était trop en même temps. Je n'étais plus capable d'analyser quoi que se soit. Je me laissais désormais porter, emporter, dissoudre par cet inconcevable bien-être qui me submergeait pour la première fois et qui paraissait ne plus devoir en finir.

– Maintenant, tu es une femme.

M'a-t-il vraiment dit ces mots lorsque, anéantis de jouissance de part et d'autre, nous nous sommes enfin séparés ? Je ne sais plus.

Peut-être est-ce ma mémoire qui me joue des tours au souvenir de cette inoubliable matinée. Peut-être cette phrase, l'a-t-il prononcée. Qu'importe ! Yvon m'avait faite femme, ce jour de juin 1969, dans cette chambre désète, presque anonyme, de la banlieue parisienne. Tandis que dehors éclatait un soleil triomphant dont nous avons tous les deux, enlacés et repus de nous-mêmes, goûté sur le lit défait la chaleureuse caresse des rayons.

– Si tu savais ce que je t'aime, lui ai-je encore répété.

J'aurais voulu, je voudrais, avec la même force aujourd'hui, lui dire que ce jour est sans doute le plus beau jour de ma vie. Qu'il venait de me révéler quelque chose que tout m'interdisait : la société, les autres, leurs normes, leurs critères... Mon corps.

Ce corps houspillé, rendu honteux, moqué par une écrasante majorité d'imbéciles, cette démocratie aliénante de la stupidité et des préjugés ridicules.

Ce corps qu'auparavant on m'avait tant et tant fait haïr. Un homme l'avait aimé. M'avait aimée.

Où qu'il soit aujourd'hui, mon Yvon, si ces lignes lui tombent sous les yeux, qu'il sache qu'il fut ma plus belle histoire d'amour.

Et bien plus que cela encore.

– Qu'est-ce que vous prenez, mademoiselle, au petit déjeuner ?

Ça commence bien.

Le digne professeur, endocrinologue et j'en passe, de l'hôpital Saint-Louis inaugure tout naturellement notre premier entretien par une question qui concerne la bouffe. Pour lui comme pour le monde entier, cela va de soi. Rien ne se perd, rien ne se crée. N'importe qui sait cela. On est trop gros parce qu'on a le coup de fourchette obsessionnel et les papilles gustatives en folie.

Le gros, l'obèse, ça bâfre, ça s'empiffre, ça se goberge, ça se goinfre... Allons-y ! Dans le registre de la vulgarité, du mépris et du dégoût, le vocabulaire français est d'une incroyable richesse. Et s'il n'y a pas assez de mots pour caractériser le vice, on en invente !

Spécialiste bardé de diplômes, tout sensibilisé qu'il devrait être à la véritable nature de mon problème, le grand ponte de la faculté n'échappe pas à la règle. Il est comme les autres, sinon pire. Sûr de lui, convaincu, méprisant. Et moi, je suis, à ses yeux, laide, abjecte et vicieuse.

– Au petit déjeuner, docteur, je prends du café noir.

– C'est tout ?

La question est lourde d'ironie. Le petit sourire, moitié rictus, moitié réflexe, qui lui vient au coin des lèvres est significatif.

– Oui, c'est tout, je réponds avec toute la sincérité que je peux mettre dans ces mots.

C'est tout de même effrayant d'avoir toujours à se justifier, à forcer sa bonne foi, sous prétexte qu'on fait partie, dans l'esprit du plus grand nombre, d'une confrérie bien connue de vicelards et de menteurs.

La main du professeur s'abat violemment sur le dossier ouvert devant lui.

– Vous vous foutez de moi!

Des cris maintenant. Je me fais engueuler. Que voudrait-il que je lui réponde?

– Docteur, je vous jure, je prends du café noir tous les matins au saut du lit et rien d'autre. Je n'arrive pas à manger au réveil...

– Les gros, vous dites tous ça! A vous entendre, vous vous nourrissez comme des oiseaux. Une biscotte par-ci, un plat léger par-là. Et pourtant regardez-vous! Il n'y a pas de secret, mademoiselle. Cessez de me mentir!

C'en est trop. Ce genre de jugement tout fait, cette condamnation gratuite, je les ai subis toute mon enfance. Je me lève d'un bond, au bord des larmes. J'attrape ma veste sur le rebord du fauteuil. Direction, la porte.

– Mademoiselle!

Je ne resterai pas une seconde de plus dans ce maudit hôpital. Comment ai-je pu penser que, cette fois, on me comprendrait? Ils sont tous pareils. On vient chercher de la compréhension – un médecin, c'est fait pour ça, non? – on trouve de la mauvaise foi, de la moquerie, quand ce n'est pas des mots blessants, des injures. Soigner, dans leur conception à eux, c'est te réduire plus bas que terre.

T'enfoncer avec un sadisme odieux dans ton caca. En l'occurrence, cette saloperie de graisse, pour que tu prennes bien conscience de ta visqueuse disgrâce, de ta repoussante différence et des vices qui s'y attachent obligatoirement.

– Mademoiselle, voyons...

Il s'est à demi levé derrière son bureau sinistre pour tenter de me retenir. Sa voix s'est adoucie. Il s'excuse presque, du bout des lèvres. Je cède.

Après tout, je peux bien faire un effort. C'est moi, et moi seule, qui ai décidé de venir le consulter. Pour une fois, on ne m'a pas traînée ou contrainte.

Yvon est parti au service militaire, il y a une bonne quinzaine. Cela fait maintenant plus d'un an que nous sommes ensemble. Un an de bonheur. Il est doux, attentionné, débordant d'affection pour moi... Tout le contraire de ce que l'on pourrait imaginer en voyant son look de petit loubard de banlieue. Pour la première fois de ma vie, je vais bien. Je suis enfin moi-même.

Depuis qu'il a fait de moi une femme, c'est encore plus merveilleux. J'ai vraiment l'impression de ne plus être la même. La bonne poire, la grosse naïve, l'adolescente gauche et nunuche, est morte. Épanouie, rieuse et sûre d'elle, une nouvelle Anne a vu le jour.

Les copines l'ont remarqué, tu parles! Au début, elles ont été surprises. Puis, selon les cas, déçues, vaguement jalouses... J'ai remarqué, une fois de plus, que le bonheur des uns enchantait rarement les autres. Quand on touche à son tour sa part de contentement, on a l'impression de la leur dérober. Il faut dire que le temps de la soumission, souffre-douleur, faire-valoir et compagnie, terminé! Ce n'est plus à moi, la bonne grosse pâte, que l'on demande d'aller faire ses courses ou de porter ses messages sentimentaux sous prétexte que je suis admise dans la bande.

Je suis la femme d'Yvon.

Et Yvon, ce n'est pas n'importe qui. Plus d'une aimerait être à ma place. S'il est un ange avec moi, il est en public un meneur redouté. Qui n'hésite pas à cogner. Qu'on respecte. Que quelqu'un essaie donc de me chercher des noises, il trouvera à qui parler !

Son départ m'a réduite à néant. Je tourne en rond. J'erre seule. Les palinodies de mes copines et des autres me lassent. Je pense à lui.

Dans un premier temps, on l'a affecté à Dijon où il fait ses classes. On s'écrit. Mots d'amour maladroits, ridicules peut-être pour tous les autres qui ne sont pas sur les chemins de nos deux cœurs, mais tellement réconfortants pour moi ! Il me dit que bientôt il pourra revenir souvent. Moi j'ai peur. Qu'il m'oublie. Qu'un fossé se creuse entre nous. Que nous ne soyons plus les mêmes quand je le reverrai...

J'écoute interminablement, le soir, dans le cocon de ma chambre de jeune fille, une chanson de Johnny à la mode cette année-là :

Je t'écris souvent. Je pense à toi chaque seconde. Mais je ne sais pas si tu comprends combien je t'aime.

« Des mots... Un peu simplets, trop faciles, comme ceux que nous échangeons dans nos lettres », diront certains. Oui, mais les nôtres. Des mots qui suffisent à l'amour. D'ailleurs, on ne dit pas l'amour. On le fait. On le vit. On en meurt. C'est tout.

Je t'écris.

Tu m'écris.

Tu me manques. Je crève de ton absence, Yvon.

Il faut que je trouve un dérivatif à cet ennui, à ma nostalgie... Alors je fais comme on fait toujours en ces cas. Une bêtise. Je décide de maigrir.

Pourquoi ? Je l'ignore. Allez savoir ce qui m'est alors passé par la tête ! Le savais-je moi-même seulement ? J'ai décidé de perdre du poids comme je me serais mis dans le crâne d'acheter un nouveau sac à main ou de me faire teindre en blonde. Une lubie. Le genre de résolution dangereuse qu'on prend au mépris de toute logique et dans laquelle on s'entête jusqu'aux pires catastrophes. Je décide de maigrir alors que c'est la première fois de mon existence qu'enfin je me sens bien telle que je suis. Alors qu'Yvon m'aime ainsi. Alors que je suis acceptée par les autres.

Mon médecin, qui me connaît, essaie mollement de me dissuader. Peine perdue. Il finit par m'orienter vers le service spécialisé de l'hôpital Saint-Louis. Spécialisé ? C'est beaucoup dire ! En 1970, les structures hospitalières n'ont strictement rien de prévu pour accueillir les obèses. Je me retrouve dans un service de diabétiques. Uniquement des hommes. Le professeur auquel je suis confiée est aussi péremptoire et aussi désagréable que celui qui m'a reçue en premier.

– Ne vous en faites pas, mon petit, me balance-t-il tout de go. Je sais ce que vous avez.

D'abord, j'ai horreur qu'on m'appelle « mon petit ». Cette espèce de familiarité condescendante m'horripile. D'emblée, ce grand échalas aux lèvres en cul de poule et au poil gris m'indispose. Il m'a à peine vue et il sait ce que j'ai ! J'en éclaterais de rire à sa barbe si ce n'était aussi triste. J'ai envie de lui dire, avec le langage cru et direct de mes vingt ans :

– Mon vieux, ou bien t'es très fort ou t'es complètement con !

Je me contente de le penser. Lui, ce qu'il pense, c'est que je suis bourrée de diabète jusqu'aux oreilles. Je produis un certificat de mon médecin habituel. Aucune analyse, jusqu'alors, n'a révélé chez moi d'hyperglycémie. Peu importent, au vieux prétentieux, les diagnostics précédents. C'est lui qui détient la vérité, il en est persuadé. Me voilà condamnée à une journée d'observation au cours de laquelle on me bourre de sucre pour effectuer les tests nécessaires sur mon sang.

L'expérience est à base de confiture de pommes. On m'en fait ingurgiter par kilos! J'ai envie de vomir rien qu'à voir ces ramequins dégoulinants de ce magma sirupeux. Et pour faire bonne mesure, sucreries en tous genres au dessert, biscuits, tartes indigestes et j'en passe!

Prise de sang. L'analyse montre que je n'ai rien d'une diabétique. Mais l'analyse, les faits bien tangibles, qu'est-ce que ça vaut en face de la parole d'un mandarin? Il a édicté que j'avais du diabète. Donc j'en ai.

On me remet à la confiture de pommes. Ce n'est plus de la nausée. Ce n'est plus de la répulsion. C'est l'horreur pure et simple, absolue, viscérale! Je ne peux plus voir en peinture cette écœurante boustifaille. Et je l'avale pourtant, contrainte et forcée, terrorisée par un dragon d'infirmière qu'on n'a pas embauchée pour des pommes.

Les prises de sang ont lieu tous les matins. J'ai des bleus énormes sur les bras. Mes veines en claquent. Littéralement. Au point que l'on est obligé de me piquer aux mains d'abord, aux pieds ensuite, pour couronner le tout. Impossible de dormir la nuit avec tous ces hématomes. Les calmants n'y font rien. Je deviens nerveuse. Hors de moi. Il faut que ça cesse!

– Si on me pique encore une fois, rien qu'une seule, je m'en vais! ai-je hurlé ce matin comme la vieille harpie s'apprêtait à renouveler mon supplice.

J'ai dû employer le ton qu'il fallait. Elle a senti que j'étais à cran. Que je ne lui permettrais pas de me torturer une fois de plus. La voilà qui hésite, elle dont l'autorité naturelle et la grande gueule balayent d'ordinaire toutes les objections. Elle est là, plantée comme une mauvaise herbe à côté de mon lit, l'embout de sa maudite seringue bêtement pointé en direction du plafond quand débarque le troupeau des internes et le grand patron.

Ils arrivent bien, ceux-là aussi! Jusqu'alors je me suis sagement laissé faire. J'ai subi leurs vexations et l'inhumanité qui président aux visites du matin sans mot dire. Ça suffit !

– Untel, que vous suggère, au niveau du métabolisme, ce cas d'obésité ?

Le professeur, monsieur Je-sais-tout, despote caractériel des hommes, des femmes et même des meubles sur lesquels il ne se gêne pas pour exprimer ses humeurs dans ce service, n'a pas le temps de boucler sa question. Je pars comme une flèche. A la limite du hurlement.

– Et vous, commencez pas ! J'en ai marre, vous m'entendez, de jouer les poupées gonflables tous les matins avec vos boutonneux d'étudiants...

– Mademoiselle, mon petit, voyons...

Le « mon petit », entre autres, met le comble à ma fureur.

– Il n'y a plus de « mon petit » par-ci, de « mon petit » par-là ! J'en ai par-dessus la tête qu'on vienne me tripoter sous tous les angles en traitant ma graisse comme une marchandise. Basta de tout votre charabia ! Surcharge pondérale ! Obésité ! L'obèse, elle vous dit merde !

Les internes ont prudemment fait un pas en arrière pour éviter mes foudres. Par la porte entrouverte, deux infirmières de la salle voisine pointent le nez, attirées par mes cris. Le professeur essaie l'autorité, la gentillesse, la menace... Rien n'y fait. Je n'ai pas l'intention de me calmer avant d'avoir obtenu raison.

La seringue de cette sadique d'abord. La visite ensuite. C'en est trop. Tous les matins depuis que je suis arrivée, je vois arriver en procession ces bouffons qui me palpent à qui mieux mieux en m'affublant de tous les noms. On me fait mettre nue. On s'exclame. Peau d'orange. Bourrelets adipeux. Hypertrophie de ceci ou de cela. Je suis pour eux un catalogue sur pattes – « Observez la forme des cuisses, messieurs ! » – de toutes les monstruosités. Un dictionnaire humain de l'énorme. Une encyclopédie de tout ce qu'il ne faut pas être...

Je hurle mais je pourrais tout aussi bien fondre en larmes. Comment ? Vous ne comprenez pas que c'est horrible d'avoir vingt ans et de sentir vos mains, vos yeux, vos commentaires, vos moqueries sourdes parfois, sur ma peau dénudée ? C'est vous, les monstres ! Pas moi !

A chacune de vos visites, vous érodez un peu plus la pauvre et innocente estime que j'avais retrouvée de moi-même. Yvon m'avait donné un corps. Vous me le reprenez par quartiers. Vous m'enfermez de nouveau dans la prison de ma graisse. C'est cela, soigner quelqu'un, l'aider à mieux vivre ? C'est cela votre vocation de grand ponte hospitalier et de futurs médecins ? J'ai honte de moi-même et de ma peau distendue. Mais aussi de vous, de cette société qui vous a générés pour légiférer sur ce qui est normal et ce qui ne l'est pas. J'ai honte et je vous hais.

– Voyons...

Il a marqué un temps d'arrêt, le mandarin, pour vérifier mon nom au bas du lit. Il n'y avait sans doute jamais pris garde auparavant. Pour lui, j'étais une maladie. Un beau cas. Un remarquable exemple pour l'édification de ses potaches.

– Voyons, Anne...

Te fatigue pas ! J'ai fini. Les nerfs éteints par tant de rage accumulée, je fonds effectivement en larmes. Le désespoir dont j'avais oublié peu à peu le goût saumâtre depuis ma rencontre avec Yvon, depuis la douceur de ce fameux dimanche à Vitry, me submerge à nouveau. Je pense à lui, là-bas, dans sa caserne lointaine. C'est sur nous que je pleure.

Ma scène virulente aura au moins servi à quelque chose. On met sur-le-champ un terme à la confiture de pommes et aux prises de sang. Plus de visites humiliantes. Ils ont dû trouver une obèse moins susceptible.

Tout ce cirque inutile et inhumain pour admettre que je n'ai pas de diabète !

Me voilà en cure de jeûne. Je veux maigrir. On va me trouver le régime qui convient. Cinq semaines avec trente grammes de viande rouge quotidiens et de l'eau. Ça n'a rien de gai mais j'ai pris la décision de perdre du poids et je m'accroche.

Les kilos aussi. En dépit de la quantité infime de nourriture que j'absorbe, ma surcharge pondérale, comme ils disent, se porte toujours très bien. Durant ces trente-cinq jours de calvaire, je perdrai à peine une douzaine de kilos. A croire que ce n'est pas la gloutonnerie qui m'a rendue comme je suis.

Voilà une chose que j'aimerais bien entendre dire au docte et prétentieux professeur ! Cela me consolerait un peu des privations gratuites que l'on me fait subir.

Je le nargue à chacun de ses passages.

– Alors docteur ? J'ai quoi ? Puisque ça ne vient pas de la nourriture, quelle est la maladie qui fait que je suis aussi grosse ?

Il ne peut pas répondre. Parce qu'il ne sait pas ! Il bredouille des trucs inintelligibles. Il s'énerve. Reporte sa gêne et sa mauvaise humeur sur une pauvre infirmière qui a le malheur de se retrouver là au mauvais moment. Parfois sa suffisance lui donne l'aplomb de me rétorquer :

– C'est normal, comme réaction, tout ce qu'il y a de plus normal... Le processus suit son chemin. Faites-moi confiance, mon petit...

Et monsieur Je-sais-tout s'en va rendre visite à une patiente plus crédule tandis que « mon petit » éclate de rire sur la porte qui se referme.

Cinq semaines de galère et seulement douze tout petits kilos péniblement évaporés... Le chemin du processus à monsieur Je-sais-tout ressemble diablement à une vulgaire impasse ! S'il ne l'admet pas ouvertement, il est bien obligé, mon docte professeur, de s'incliner devant les faits. Aussi m'informe-t-on que le traitement est terminé et que je dois rentrer chez moi.

Il n'en est pas question ! J'ai entrepris de maigrir et je maigrirai. Qu'on se le tienne pour dit. Ce n'est pas parce que cet incapable grisonnant et imbu de lui-même n'y comprend rien que mon cas est sans appel. Mon entêtement est tel qu'il n'essaie même pas de me convaincre de quoi que ce soit. Il me dirige vers un établissement privé de la région parisienne spécialisé dans la diététique appliquée.

Un coin de paradis, une véritable oasis, cette clinique dans laquelle je débarque un beau matin de juillet. Rien à voir avec l'hôpital ripoliné de glauque, vieillot, usine immense et sans âme de viande malade, avec les bruits de la ville à peine filtrés par les hauts murs d'enceinte évoquant davantage l'univers carcéral qu'un havre de soins et de mains tendues... Ici règne le calme de la campagne. On entend la brise d'été dans les érables et les trembles du parc qui entoure les bâtiments. Un soleil propre, revigorant entre à flots par les vastes baies. Le personnel est d'une discrétion aussi efficace que polie. Cela me change de l'infirmière revêche qui me faisait des bleus de partout et de l'autre prétentieux !

De plus, j'ai une voisine de lit, dans ma chambre, qui s'appelle Joëlle et qui est charmante. Elle a un peu plus de vingt ans et elle est là pour le même problème que moi. Lorsque je lui demande combien elle pèse, elle éclate de rire.

– J'en sais rien !

– Comment, tu n'en sais rien ?

– Ma balance ne va pas au-delà de cent vingt kilos, comme toutes les balances qu'on trouve dans le commerce. Alors...

Un bloc d'optimisme, Joëlle. Enfin, apparemment. Ce n'est pas à moi qu'il faut en conter. Je sais, j'ai su, tout aussi bien qu'elle, me composer une façade de rigolote et de boute-en-train alors que, derrière, c'était désespoir et *tutti quanti*. Ça ne fait rien. On s'entend à merveille toutes les deux. On en est au même stade du traitement, c'est-à-dire au tout début.

Le régime me surprend. A l'hôpital, je n'absorbais pour ainsi dire rien. Ici, on nous traite comme des gens normaux. Trois repas par jour. Et copieux, consistants, calories et vitamines comprises. Il paraît que c'est ainsi que nous devons commencer. Ensuite viendra un régime approprié à chaque cas. Quelque chose d'étudié, de sophistiqué à l'extrême. Nous serons censées perdre du poids sans souffrir, sans la moindre contrainte ou presque.

De fait, au bout de quelques jours, notre ordinaire plutôt rassurant est entrecoupé de ce qu'ils appellent des « chocs ».

Périodiquement, c'est la journée « yogourt », par exemple. Deux pots le matin, deux à midi et deux le soir. C'est tout. Ce genre de break secoue littéralement l'organisme et permet de perdre au moins un kilo à condition de rester étendu. Ce que, Joëlle et moi, nous faisons en respectant à la lettre les consignes qui nous sont données.

Nos poids respectifs fondent petit à petit en effet. Mais nous trouvons très vite le temps et le procédé par trop lents...

– Si on doublait les doses ? me propose un beau jour ma voisine de lit.

Elle entend par là faire deux fois plus de « chocs » que nous en impose le personnel soignant. Je suis de son avis. Puisque ça marche si bien, pourquoi ne pas le faire. Nous mangeons suffisamment les jours dits « normaux » pour le tenir justement, le « choc ». Aussitôt dit, aussitôt fait. Les plateaux-repas filent à la poubelle. Obtenir des yogourts ou un autre laitage approchant ne pose aucun problème. Quand la fringale nous serre trop, nous recourons à des médicaments coupe-faim sur lesquels le personnel n'est pas regardant non plus.

Dans l'enthousiasme de nos excès d'automédication, nous avalons n'importe quoi pourvu qu'un magazine ait prétendu que c'était susceptible de gommer quelques grammes en trop. Dragées Fuca, purgatifs, remède de perlimpinpin, amphétamines en vente libre à cette époque et qui ne portaient pas encore officiellement ce nom... Tout fait ventre, c'est le cas de le dire. Ou plutôt tout est bon pour le résorber, le gommer, ce maudit ventre!

Pour être spectaculaire, ça l'est, notre méthode brevetée exclusive Joëlle et Anne!

Il me faut à peine six petits mois pour perdre une bonne trentaine de kilos. Je n'en pèse plus, après ce régime sauvage, que soixante-quinze. Je rentre dans la taille quarante-six sans le moindre effort. Jamais je n'ai été aussi mince.

Victoire?

FOLIE.

Quel démon s'est emparé de moi? Au terme de quel inconscient délire me suis-je aventurée dans une entreprise d'une pareille sottise?

Je suis méconnaissable. Une morte ne serait pas plus pâle, plus cireuse que moi. Mon visage s'est affaissé comme ces vieux sacs à main de mauvais cuir relâché qui godent de partout. J'ai des yeux de zombie. Mes cheveux? N'en parlons pas! Un crin terne et plat, incoiffable. La dénutrition les a clairsemés, rendus rêches et cassants. Le reste de mon corps ne vaut pas mieux. Trop de peau de partout. Je ressemble littéralement à ces obèses de bandes dessinées qu'on a oubliées dans un bain de vapeur!

Laide, hideuse, repoussante! Je suis tout cela et plus encore. Je me fais horreur dans la glace. Je ne me reconnais pas.

Et ma santé, parlons-en! Ma tension a dramatiquement chuté. A deux ou trois reprises, en mettant le pied hors du lit, je me suis trouvée mal. L'infirmière ne s'est pas étonnée outre mesure. Elle m'a administré des cachets et je ne sais quelle potion réconfortante en me promettant que ça irait mieux les jours qui viennent.

En six mois de temps, j'ai rarement vu quoi que ce soit l'affoler, celle-là. Je sais ce qu'il en est maintenant de sa douceur et de ses attentions. Vernis hypocrite, rien de plus. Elle n'ignorait sans doute rien de nos initiatives dangereuses, à Joëlle et moi. En quoi cela l'aurait-elle intéressée ? Nous sommes libres dans cette clinique. Ce qui veut dire que nous pouvons disposer de nous-mêmes comme nous l'entendons, que cela comporte ou non des risques, dans la mesure où nous crachons au bassinet.

Notre graisse vaut de l'or.

L'être humain qui se cache en elle, qui veut l'éliminer comme un innocent voudrait abattre les murs de la prison qui lui vole air et liberté, notre âme, notre cœur, ils s'en désintéressent. Payez, maigrissez de votre mieux et à votre gré, payez, sortez...

J'ai payé. J'ai souffert. J'ai voulu me débarrasser de ce que j'estimais avoir de trop en corps pour lui donner enfin les coudées franches, à cette prisonnière qui était en moi. Échec sur toute la ligne.

Parce qu'au moral, c'est pire que tout. Je ne me reconnais plus dans mon corps. Je me reconnais encore moins dans ma tête. Avant, quand j'étais grosse, il y avait au fond de moi quelqu'un qui luttait pour survivre en tant que personne. Une identité, un cœur... Je ne sais pas ce qui s'est passé en lui pendant ce satané régime, mais ça n'a rien de réjouissant. Dans ma démence, ne suis-je pas allée jusqu'à me dire que c'était pour Yvon que je suais sang et eau pour devenir mince. Comment peut-on se mentir à ce point à soi-même ?

Yvon m'aimait comme j'étais. Peut-être même ce qu'il préférait secrètement en moi, sans bien se l'avouer consciemment, c'était justement ma faculté de rire, de vivre plus intensément que les autres, les filles normales. Alors invoquer son amour pour justifier la folie de mon acte ? Prétexte fallacieux, leurre, aveuglement stupide.

Ce n'est pas pour Yvon que j'ai tenté l'impossible. Je le sais, aujourd'hui que j'ai vaincu cette illusion de pouvoir un jour ressembler à tout le monde. J'ai mis ma santé et tout mon équilibre en jeu parce que depuis vingt ans que j'existais ou presque, tout le monde, cette terrifiante entité qui régit les comportements, la morale et jusqu'au poids idéal, avait exercé sur moi une pression par trop insupportable.

J'ai craqué.

Alors que je commençais à accepter mon corps, qu'un être aimé l'aimait, que le bout du tunnel s'annonçait enfin, j'ai cédé à cette force maléfique qui m'avait complexée jusqu'à l'ultime cellule.

La plus belle erreur de ma jeune vie.

Rien n'est gratuit ici-bas. Surtout pas les erreurs.

Maintenant il faut payer.

– J'en ai marre!

Sur la banquette en face, Joëlle me dédie un de ses sourires idiots dont elle a le secret.

Le règlement de notre clinique à transformer la graisse en lingots est on ne peut plus souple. Nous avons tous les droits de visite possibles et imaginables. Celui de sortir à notre gré. Ma copine et moi, on ne s'en prive pas.

Nous tuons le temps, ce samedi matin-là, dans un petit café proche de l'établissement où nous avons nos habitudes. Éliane, ma vieille amie de Savigny, nous a rejointes avec son flirt. Un petit blond chassieux qui tient du castor du côté des dents de devant et qui m'agace prodigieusement avec ses réflexions prétentieuses.

Joëlle plane sur son petit nuage.

Je lui ai présenté, il y a une quinzaine, un vague copain à moi, Christian. Et une idylle s'esquisse pour ne pas dire que c'est déjà bien engagé. L'amourette ne s'arrêtera pas là. Aujourd'hui, vingt ans après, ils sont toujours ensemble, heureux et comblés avec deux merveilleuses grandes filles, jolies comme des cœurs.

Moi, comme on dit vulgairement, je tiens la chandelle. Je me sens mal. Je m'ennuie comme un rat mort.

Et il advient ce qu'il advient toujours en moi quand je

me retrouve dans ce genre de situation. Je fais semblant d'avoir la pêche. Je roule ma caisse. Je me lance plein pot dans la première provocation venue.

Et je fais une connerie.

Cette fois, c'est le pari stupide que toutes les filles ont fait, un jour ou l'autre, histoire d'épater la galerie ou de passer un moment. Draguer le premier garçon qui se présente. Distraction de gamine excitée. Petite satisfaction d'amour-propre tout à fait sans conséquence.

Pas dans mon cas. Cette phrase saugrenue et ce qui s'en est suivi devait marquer dramatiquement ma vie pour bien des années.

Yvon est toujours au service militaire. Cela fait des mois maintenant. Au début, nos lettres n'étaient que soupirs, passion d'absence et mots d'amour. Il me manquait. Je lui manquais. Nous nous promettions à longueur de pages d'extatiques retrouvailles. Quand on se revoyait, lors de ses permissions, c'est le ciel tout entier qui s'ouvrait à nos bras, à nos lèvres, à nos corps.

Le temps, les événements ont érodé notre bonheur.

Yvon est venu moins souvent. Forte tête, incapable de se soumettre au règlement militaire, grande gueule, il accumule les punitions. On finit par le transférer dans un bataillon disciplinaire. Brimades. Permissions quasi inexistantes...

Lui ne m'oublie pas. Au contraire! La dureté de son sort le rapprocherait plutôt de moi. Ses lettres, je le sens, distillent un désespoir pudique. Il ne le dit jamais directement, mais il souffre. Et moi, au lieu de l'épauler dans ces moments difficiles, je réagis comme la plus stupide des enfants gâtées.

Je lui en veux de ne pas avoir pris sur lui-même, sur ses pulsions d'indépendance et sa fierté, pour mieux se tenir, ne pas mettre en péril ses permissions, rares instants où nous puissions être ensemble. Au nom de notre amour.

Les dramatiques conséquences, physiques mais surtout psychologiques, de ma cure d'amaigrissement sauvage n'ont rien arrangé. Paniquée, mécontente de moi, corps et âme, je me suis bêtement défoulée sur ce que j'avais de plus cher. Mon loubard bien-aimé. Celui qui m'avait le premier comprise et comblée. Celui qui m'avait appris que je pouvais être à quelqu'un.

J'oubliais Yvon.

Par pure bravade, devant témoins, dans ce minable troquet dont je me souviens comme si c'était hier, je venais, ce samedi-là, de jeter mon bonheur aux orties.

– Le premier qui se présente... Le premier qui se présente...

C'est le facteur qui poussa la porte du café !

Alain, de son prénom. On se connaissait vaguement. Ne serait-ce que parce que c'était lui qui me remettait, avec un petit signe entendu, les lettres tendres de mon militaire sanctionné. On échangeait un mot ou deux. Des choses insignifiantes. « Bonjour. » « Au revoir. » Pluie et beau temps. De ces généralités qui ne prêtent pas à conséquence. Jusqu'à ce que...

Encore un brun, Alain. Décidément.

C'est la remarque que je me suis faite à son arrivée. Pas très original. Mais cela m'a paru du meilleur augure pour la suite. Le reste du personnage... J'aurais pu tomber beaucoup plus mal.

Joli garçon, dans l'ensemble. A peu près mon âge. Alain n'a pas du tout le style d'Yvon, blouson de cuir et déhanchement assortis. Lui, ce serait plutôt le genre classique. Il porte, ce jour-là, un pantalon de ville gris au pli impeccable et une sage chemise à rayures.

Sa tournée terminée, la dernière de la semaine, il est entré comme à l'ordinaire boire un café ou un apéro et acheter ses cigarettes. Timide, pas très causant, il reste au comptoir, se mêlant rarement aux habitués installés dans la salle.

Mon invitation le surprend.

– Salut, Alain. Tu viens nous tenir compagnie !

– Je... je voudrais pas vous déranger...

Les quatre autres, tout à leurs amours, se soucient de sa présence comme de l'an quarante. Alain s'assied gauchement sur la molesquine à mes côtés. J'ai calculé mon coup. On est dans un coin. Entre le mur et moi, il a juste la place de s'insérer. Une promiscuité qui va arranger parfaitement mes affaires.

Nous restons un bon moment, silencieux, épaule contre épaule, cuisse à cuisse. Elle a bien changé, la petite Anne, réservée, trouillarde, refoulée... Je sens la gêne d'Alain. Il n'ose faire le moindre mouvement. Ça m'amuse. Ses yeux verts, d'une extraordinaire mobilité comme souvent les yeux des grands timides, m'évitent...

Mais où pourrait-il les poser ? En face, Éliane, Josette et leurs petits amis se bécotent à bouches que veux-tu ! Il y a de quoi se sentir de trop.

Je réfléchis à cent à l'heure. Au cinéma, lors de cette mémorable projection de *King-Kong*, c'est le garçon, Manuel qui a pris l'initiative. Même chose avec Yvon. Il a agi d'autorité. Alain, ce n'est pas le genre à se lancer. Les filles lui font peur. Ce sera donc à moi de faire le premier pas.

Serrés comme nous le sommes sur cette banquette, il ne sait évidemment que faire de ses mains. Inévitablement, l'une d'elles rencontre la mienne. Au lieu de la retirer, j'accentue la pression...

Dans un premier temps, il panique. Je le sens à son tremblement, à l'ultime effort qu'il essaie de faire pour s'extraire de cette situation délicate. Mais cela ne dure qu'un bref moment. Lui aussi doit réfléchir à cent à l'heure. L'aubaine, somme toute, pour quelqu'un qui manque d'audace, une fille qui fait elle-même les avances !

C'est ainsi que j'ai fait la conquête d'Alain, le facteur,

celui qui allait devenir... mon mari. Net et sans bavures, en deux coups de cuillère à pot! Dans le droit fil d'une phrase en l'air, de mon penchant infantile pour la provocation absurde.

La vie, ça tient parfois davantage à un détail, insignifiant ou ridicule, qu'aux résolutions que l'on a cru inébranlables ou aux serments d'amour que l'on voulait éternels.

Ma mère m'a mise en garde.

– Crois-tu que cet Alain soit vraiment un garçon fait pour toi ?

Elle l'a détesté dès le premier regard. Pourquoi ? Je ne le saurai jamais. Intuition de femme, de mère ? Elle n'avait pourtant rien de précis à lui reprocher. A première vue, il était même beaucoup plus présentable qu'Yvon.

L'un est un coureur de rues, un blouson noir. Et Dieu sait qu'à l'époque, dans notre milieu, c'est péjoratif. L'autre est un jeune homme rangé, nanti d'une gentille petite situation dans la fonction publique. Poli. Discret. Plein d'attentions pour moi... Le gendre idéal, quoi. N'empêche. Maman, pourtant tellement attachée aux convenances, tellement soucieuse des apparences et du qu'en-dira-t-on, préfère le premier.

– Tu sais, maman, Yvon est instable.

– Mais non! Tu verras que ce sont des choses qui passent avec l'âge. Il est jeune...

– J'ai besoin d'être sécurisée. Est-ce qu'il a seulement pensé trois quarts de seconde à moi, à nous, lorsqu'il s'est mal conduit au service au point d'être affecté aux bataillons disciplinaires ?

Elle lui cherche des excuses. Je me cherche de bonnes raisons. En vrai, je me leurre. Je m'emprisonne dans ce pari débile. Et surtout je suis mal dans ma peau.

Ce n'est pas moi, Anne, qui prends les décisions. C'est une autre. Soixante-quinze kilos trop neufs d'étrangère qui refoulent aux oubliettes toute une vie. Il n'y a pas d'autre mot. Je trahis.

Il est enfin revenu, Yvon. Changé. Meurtri par les brimades. Déboussolé, sans doute. Je ne vois pas, je n'entends pas son désarroi. Il ne sait rien de mes nouvelles amours. Aucune amie bien intentionnée ne l'a mis au courant. Et moi, je retarde le moment fatal. Je lui laisse ses illusions, croyant, avec une sincérité toute relative, le ménager. Espérant que les choses se dénoueront d'elles-mêmes...

Il me dit, peu après son retour à la vie civile :

– Et si nous vivions ensemble, Anne...

– Quoi ?

– Je pense qu'on pourrait s'installer tous les deux. On loue un petit studio... Ça serait chouette, non ?

Se mettre ensemble sans être mariés ! Une proportion croissante de jeunes le font aujourd'hui. Cela n'étonne plus personne. Les parents n'y voient pas le moindre inconvénient. Ce sont même souvent eux qui offrent la Cocotte-minute ou le canapé convertible ! En 1970, il n'en allait pas ainsi. « Vivre à la colle », comme on disait, c'était le comble de l'immoralité.

– Mes parents n'accepteront jamais !

– Et alors, tu es majeure dans quelques semaines. Le temps de s'organiser pour le logement. Tes vieux, on se passera de leur autorisation.

J'ai cherché des prétextes. Louvoyé. Je ne voulais pas lui faire de peine. Sans doute avais-je peur aussi de ses réactions, de sa violence si je lui répondais franchement qu'il ne m'intéressait plus. Que désormais, c'est Alain qui comptait pour moi.

A-t-il compris sur-le-champ ? Se faisait-il encore des illusions ? Je ne le saurai jamais. Ce n'est que bien plus tard, après mes déconvenues conjugales, que j'ai cerné la véritable personnalité d'Yvon. Fort et immensément tendre à la fois. Amoureux au point de se sacrifier pour mon bonheur. Ma défection, il l'a certainement sentie. Acceptée en silence. Il s'est retiré. Il a cédé la place avec tact et discrétion.

Chapeau !

Je regrette aujourd'hui de ne pas avoir vu tout cela. J'étais folle, aveugle, je l'ai dit. Nous nous sommes, Yvon et moi, insensiblement éloignés l'un de l'autre. Lui vers la tristesse et le déchirement. Moi, vers les illusions.

Alain le réservé me fait quelques mois de cour. J'apprécie que par tous les temps, il avale, en plus de sa tournée de facteur, près de quarante kilomètres par jour pour venir me rejoindre. Il déborde d'attentions pour moi. On ne m'a jamais entourée de la sorte. Yvon me protégeait. Lui me couve littéralement.

J'en suis amoureuse. Du moins, je le crois. Qui m'aurait prétendu le contraire à l'époque, aurait nié l'évidence. A cela près qu'entre évidence et malentendu, il existe parfois de dramatiques confusions.

Nous nous sommes mariés le 18 décembre 1971. Un soleil d'hiver, timide mais chaleureux, inonde le modeste parvis de la petite église de Savigny. Il a fait humide et froid ces derniers jours. On dirait que le ciel bleu, le beau temps et la lumière sont revenus exprès pour moi. J'y vois un bon présage. Je suis heureuse.

Je suis rentrée dans la nef au bras de mon père, jeune fille. Je sors femme, au bras d'Alain, mon époux pour le meilleur et le pire, avec un nom nouveau, une vie devant nous. Pavée de roses, du moins je m'imagine.

Dans ma tête, résonnent encore les accents de la marche nuptiale jouée sur l'harmonium paroissial par un musicien aveugle que l'on a spécialement fait venir de Paris à cet effet. Nous avons bien fait les choses. Mes parents m'ont aidée à m'offrir une splendide robe blanche, cousue sur mesure. Rien n'était trop beau pour que le souvenir de ce jour s'inscrive à tout jamais dans les mémoires.

Je me trouve jolie. On me trouve jolie. J'ai un peu regrossi depuis la fin de mon traitement mais, de l'avis général, ça me va à merveille. Alain est rayonnant. Tout à ce solennel instant, j'oublie ces terrifiants maux d'estomac qui se sont déclarés quelques semaines auparavant.

Je les ai mis sur le compte de l'excitation liée à la préparation de la cérémonie, aux changements de vie qui m'attendent, aux joies et aux espoirs que je berce.

Je suis une jeune mariée comme toutes les jeunes mariées de la terre. Ravie. Éblouie. Un peu effarouchée par toute cette attention qui se porte sur elle. Comblée. Délicieusement égarée dans le frou-frou de ma belle robe et l'indicible impression de vivre entre rêve et réalité un instant unique de mon existence.

C'est moi la mariée. Moi qui ai si longtemps pensé, grosse vierge en butte aux sarcasmes, que l'anneau et le voile de tulle ne seraient jamais pour moi. J'aurais voulu les convoquer tous à la cérémonie, l'institutrice cruelle, l'infirmière inhumaine et le toubib odieux ! Regardez-moi, minables, je suis mince, je suis belle, j'ai un mari fringant, rien qu'à moi, j'ai gagné ! L'Obèèèse, comme vous disiez, vous salue bien !

J'ai vécu cette journée comme un songe bleu et ouaté que j'aurais voulu éternel. Aucune femme ne me contredira. C'est tellement beau, tellement fort mais tellement doux et serein à la fois, un mariage. Autre naissance. Autre vie. Horizons d'or, de lait, de miel et de lumière. Avec l'Autre.

A condition que l'Autre soit le bon, le vrai, l'irremplaçable...

La nuit est déjà bien entamée lorsqu'Alain et moi, nous poussons la porte du petit studio que nous nous sommes aménagés pour abriter notre nouvelle vie à Villecresnes. Un peu grisés par la danse et le champagne, moi du moins. Je m'en suis donnée à cœur joie. De mon père à tous mes copains, tout le monde aura fait guincher la mariée.

Un brin essoufflée, pas mal coquine, je me laisse tomber sur le lit. Alain, mon mari, puisqu'il faut bien que je l'appelle ainsi désormais, trafique je ne sais trop quoi dans la salle de bains à côté.

– Tu viens, mon amour ?

Dans cette invite, j'ai mis tendresse, friponnerie, promesses, enfin tout ce qu'une voix de femme aimante peut porter dans ces moments-là d'intime et d'abandon de soi.

– ...

Pourquoi ne répond-il pas ? Ce silence m'intrigue. Tout à l'heure j'entendais des bruits d'eau, de flacons. Maintenant plus rien.

– Alain, tu n'es pas malade ?

Je pense soudain à Yvon. La moindre des fêtes était pour lui l'occasion de se laisser aller à la bouteille. En ce qui concerne Alain, au moins, je suis tranquille. Même aujourd'hui, à son mariage, il a été plus que raisonnable. Alors l'émotion peut-être ? Un coup de fatigue ?

La porte s'ouvre timidement.

– Eh bien ! je dis, enjouée, tu ne viens donc pas rejoindre ta petite femme ?

Il ne répond toujours pas. Évite mon regard. Dans la salle de bains, il n'a pas dû faire autre chose que se passer les mains sous l'eau. Il est toujours en veston, le nœud papillon à peine dénoué. Tout et n'importe quoi me traverse la tête. Et si je l'avais vexé ? Il est tellement susceptible.

Tout de même, il finit par se décider !

– Tu crois que...

J'éclate de rire.

– Et toi, tu crois vraiment que c'est le moment de faire des discours ?

Disant cela, je l'attire près de moi sur le lit. Je me serre contre lui. Je lui tends mes lèvres. Au lieu de les prendre, de m'enlacer, il détourne la tête. J'ai le temps d'apercevoir une lueur de panique qui traverse le vert calme de ses yeux.

– Tu crois que, parce que nous sommes mariés, nous devons vraiment... enfin... nous sommes obligés de faire l'amour cette nuit ?

Dans un premier temps, je reste abasourdie, stupéfaite. L'incongruité de cette déclaration, dans le premier quart d'heure de notre nuit de noces, me fait redescendre sur terre comme un plomb. Mon regard fait le tour du décor, cette chambre, ce studio que nous avons justement aménagé, je le croyais du moins, pour notre intimité. Tout me devient soudain extérieur, étranger.

Ce paysage au mur qui est censé nous rappeler une promenade amoureuse en forêt. Mon bouquet de mariée abandonné sur le Formica de la table. Le couvre-pieds offert par sa mère. Ce bibelot, sur le chevet, qui représente un couple d'amants enlacés à jamais dans la porcelaine...

Déçue, paniquée, déboussolée, j'ai dit :

– Non, bien sûr, mais...

Il a eu l'air parfaitement rassuré. Toujours silencieux, il a éteint la lumière et s'est déshabillé très vite, comme un coupable, dans l'obscurité. J'en ai fait autant toute seule. J'ai lu par la suite que cela portait malheur d'enlever soi-même sa robe nuptiale. C'est sans doute une superstition idiote comme toutes les superstitions, il n'empêche que cet épisode de ma vie m'est resté comme une épine. Mes mains se promenant sur le tissu de ma robe pour l'ôter, puis sur mon corps qui m'avait posé tant de problèmes... Ma merveilleuse parure de mariée n'était plus qu'oripeaux. Mon corps repoussé... D'autres fois, bien des fois par la suite, je suis ainsi entrée en cauchemar.

Avec toujours ces mesquines et terribles images pour compagnes.

Dans la nuit, nous avons pourtant fini par faire l'amour. J'ai insisté. Pris l'initiative. Une nuit de noces sans cela m'eût paru un trop dangereux pied de nez à la chance pour nos lendemains.

Alain s'est exécuté. Il m'a donné du plaisir. J'ai mis dans cette étreinte tout ce que je croyais avoir d'amour pour lui. Et croire, en telle circonstance, c'est abandonner bien au-delà de tout son être. Jeter l'impossible dans la balance. Sombrer.

Il s'est endormi. Je suis restée éveillée longtemps auprès de lui à penser aux événements qui venaient de se dérouler.

Un bruit s'est fait à la porte de notre immeuble, en bas. Quelqu'un qui rentrait tard ou partait, dans le tout petit matin, au travail, ailleurs...

Cela m'a rappelé l'inconnu de la nuit dernière. C'était mon ultime nuit de jeune fille chez mes parents, à Savigny. Dans cette chambre qui avait connu toutes mes peines, mes angoisses, mes rêves. Dans cette chambre aussi où j'avais vu la petite lumière s'allumer dans la nuit d'en face...

Vers 4 heures du matin, peut-être, des coups ont retenti à la porte.

Mes parents dormaient. Ils n'ont rien entendu. J'ai failli me lever pour demander qui pouvait bien se présenter chez nous aussi tard ou aussi tôt. Quelque chose m'a retenue. Ces coups à la porte, dans l'aube de ma future vie de femme, de mes lendemains, c'était mon passé qui essayait de faire irruption en moi...

Je suis restée immobile dans mon lit. Nul n'a frappé à nouveau.

C'était peut-être un rêve.

C'était peut-être Yvon qui venait une dernière fois essayer de me persuader que j'allais faire une bêtise irréparable.

C'était peut-être un inconnu qui s'était trompé d'adresse.

– Assez !

J'en ai marre. Je ne peux plus le supporter. Mes tympans explosent. Ma tête éclate. Leur tintamarre, et je suis polie, finira par me rendre folle !

– Ça suffit ! je hurle, tentant désespérément de couvrir l'infernal boucan. Silence !

Alain a stoppé sa batterie. Cet imbécile de Patrick continue, comme s'il voulait me provoquer, de gratter un ton au-dessous sa maudite guitare électrique. J'ai beau râler, pleurer, gueuler, celui-là s'en fout comme de son premier blue-jean. Je me doute bien qu'il le fait exprès pour me faire enrager. Il me déteste.

Mon mari et son copain, ledit Patrick, sont enfermés avec leurs instruments dans la mini-salle de bains de notre studio lui-même microscopique de Villecresnes !

Ça paraît surréaliste.

Ça l'est !

Une batterie, avec grosse caisse, tambour léger, cymbales et tout le tintouin, c'est encombrant et bruyant. Ajoutez-y une guitare bricolée pour faire en parallèle, et soi-disant en mesure, un maximum de raffut, vous obtenez un nombre de décibels susceptible de réveiller un régiment de sourds.

Surtout si les deux fauteurs de bazar sont nullissimes et persuadés d'être aussi géniaux que les Beatles et Chuck Berry réunis.

Inconcevable, délirant, dans un espace qui fait moins de trente mètres carrés! Je leur ai dit. Ils m'ont ri au nez.

– T'aimes pas notre musique? m'a répondu Patrick. Tant pis pour toi. On va répéter dans la salle de bains. Tu verras, quand nous serons célèbres.

Tu parles! On peut toujours rêver.

En attendant, il joue comme une casserole promenée dans un champ de cailloux à la queue d'une bétaillère.

Et ce mollasson d'Alain, mon mari, qui gobe la moindre de ses paroles. Qui accepte qu'on vienne faire tout ce potin dans ma maison. Qui n'en a que faire de moi, de mes oreilles, de mes nerfs...

Si les voisins ne se plaignent pas, c'est bien parce que c'est dimanche et qu'ils sont tolérants. La petite salle de bains dont nous disposons fait caisse de résonance. Avec les canalisations qui se baladent à travers tout l'immeuble, la cacophonie doit retentir dans tous les appartements du voisinage et au-delà. On finira par avoir des ennuis.

– Arrêtez! Ou je fous vos putains d'instruments par la fenêtre!

Je deviens grossière. Je suis tellement à cran que je me sens capable de tout.

Patrick daigne passer son museau de rat chafouin par la porte entrebâillée. Il essaie de m'amadouer mais je ne suis pas dupe de l'ironie que cachent mal ses excuses. Ma fureur redouble. Je menace de les mettre à la porte.

– Toi, la gonzesse..., commence, excédé, le copain de mon mari.

J'ai cru qu'il allait dire : « Toi, la grosse... ». Dans sa bouche, c'est tout comme. Vrai que je commence à reprendre des formes. Que j'entends de nouveau derrière mon dos, depuis quelque temps, de fielleuses allusions à mon poids.

Le mariage me réussit mal. Je retombe dans mes anciennes terreurs. Subrepticement reviennent les maux de mon enfance et de mon adolescence.

Au début de notre union, avec mon mari, tout allait relativement bien. Oublié l'incident qui a troublé notre nuit de noces. Alain est gentil. Il fait tout ce qu'il peut pour me rendre heureuse. Certes, il parle peu. Mais moi, n'est-ce pas, je suis tellement bavarde!

Et puis, il y a la vie. Toutes les jeunes épousées ont connu cet état de grâce après le mariage. Selon les cas, cela dure plus ou moins longtemps. Mais on se figure toujours que ça ne finira jamais.

Le rock and roll massacré dans le petit espace de notre salle de bains, à la rigueur, je pourrais passer. Si ce n'était la goutte d'eau qui fait déborder le vase.

Je réagis mal parce que je suis à bout. Ma cure d'amaigrissement à la clinique privée a laissé des séquelles. Mes maux d'estomac sont de plus en plus fréquents. Une griffe de métal acéré me tord le ventre à chaque fois qu'ils se déclarent. Un couteau porté au rouge me transperce. A se jeter le crâne contre les murs.

Rien n'y fait. Aucun soin. Aucun médicament. Je ne supporte même pas un verre d'eau. C'est la nausée immédiate. Le feu du ventre gagne alors l'œsophage, la bouche. On me déchire de l'intérieur.

Quand cela me prend la nuit, j'imagine, terrifiée, qu'un crabe fou a élu domicile dans mes tripes. Qu'il se fraie un chemin. Se nourrit à même ma chair vive. Coupe. Tranche. Taillade. Et que cette orgie terrible ne cessera jamais.

C'est atroce.

Je m'éveille aussi parfois dans d'insupportables états de malaise. Une sueur brûlante, pareille à de l'acide, suinte à tous les points sensibles de mon corps. Elle me ronge. On dirait que mes cellules se battent entre elles.

J'ai su par la suite que c'étaient des réactions fréquentes à la suite de régimes mal conduits. L'organisme, artificiellement amaigri, bousculé, réduit à une condition contre nature, se rebiffe. Il demande raison.

Celles qui ont souffert ces mille morts, sans parler de l'effrayant écho psychique qui les accompagne, me comprendront.

Ma fatigue générale n'arrange rien.

Je travaille toujours à Paris, au ministère, rue de Tilsitt. C'est loin et crevant. Un bus de la maison à la gare. Puis le R.E.R., bondé, bourré de gens déplaisants et agressifs et enfin le métro qui ne vaut pas mieux. Cela me fait trois bonnes heures de trajet quotidien. Lorsque l'on est en forme et plein d'optimisme, c'est déjà un calvaire. Quand on est dans mon état, malade et déprimée, c'est carrément la galère.

Je regrette la vieille Simca 1000 que m'avaient achetée mes parents. Elle a rendu l'âme. Et il nous faudra encore plusieurs mois, avec Alain, pour réunir de quoi nous offrir une nouvelle auto.

Le temps n'existe plus pour moi que dans la mesure où je cours pour le rattraper. Le matin, je décampe au radar. Le soir, je me couche tard pour essayer d'avoir une vie de couple.

Une vie de couple ?

Il m'a fallu plusieurs mois pour m'apercevoir que mes relations conjugales étaient curieuses. Alain, je l'ai dit, est un modèle de gentillesse et de prévenance. Cela va même plus loin. J'ai parfois l'étrange impression qu'il essaie de se faire oublier ! Comme s'il voulait vivre en filigrane dans notre union... Il ne donne jamais l'impression d'être là. D'accord, il n'a pas grand-chose à dire. Il reste la plupart du temps dans un coin à lire son journal ou à penser à je ne sais trop quoi. Il faut que Patrick débarque avec sa guitare pour qu'alors cela devienne tout le contraire, bazar et cacophonie. Quand nous sommes seuls, entre nous, c'est un fantôme.

Au lit, c'est triste à dire, il est encore plus évanescent. Et moi, aussi ignorante que pudique. On ne m'a rien appris. Avant lui, je n'ai connu qu'Yvon et nos étreintes toujours un peu furtives dans la chambre de Vitry ou sur des lits de hasard. Souvent, j'ai envie de m'approcher d'Alain. Je risque un geste tendre, un geste que je voudrais éloquent en direction de sa main, de son épaule, de son corps...

– Je t'aime...

Dans ma voix, je glisse tout mon désir, tout mon amour pour lui. Il répond invariablement que lui aussi, il m'aime. Sur le ton que ça va de soi puisque nous sommes mariés et couchés dans les mêmes draps. Et aussi qu'il est tard. Que, demain, une longue tournée l'attend...

J'en déduis qu'il est normal que nous ne fassions pas l'amour plus d'une fois ou deux par mois. Je n'ai pas d'autres références. Aucun véritable élément de comparaison. Je ne suis pas de celles qui blablatent des heures avec les copines à propos de performances et de septième ciel.

D'ailleurs, avec Alain, nous avons tout de même de bons moments. Certains dimanches, par exemple. Quand Patrick ne s'impose pas avec sa casserole et que mes parents ou les siens nous invitent pour la journée.

Sa mère est quelqu'un de formidable. Une petite bonne femme aux cheveux poivre et sel. Toujours souriante. En perpétuelle activité. Un total optimisme que souligne l'accent chantant de sa voix et ses yeux qui pétillent d'une inaltérable joie de vivre.

Je crois qu'elle m'adore et je le lui rends bien.

Nous rions ensemble. J'aime par-dessus tout cette « vérité » qui émane d'elle tout entière, à tout propos. Avec Alain, j'ai toujours, allez savoir pourquoi, l'impression malsaine d'être en porte à faux. C'est comme s'il existait entre nous... une espèce d'incertitude d'équilibre. Un permanent non-dit. Un couple sur une corde raide, voilà l'image qui me revient sans cesse. Avec la mère de mon mari, c'est tout le contraire. Bras et cœurs grands ouverts, sérénité, joie, sécurité !

Chez mes parents à moi, c'est autre chose.

Ils ont changé à mon égard, cela ne fait pas de doute. Depuis mon mariage, j'ai comme qui dirait grandi dans leur tête. Anne, leur enfant, est devenue femme. Adulte et responsable. Maman me parle comme on s'adresse à une égale. J'apprécie d'une certaine manière, tout comme je me réjouis qu'elle paraisse avoir oublié l'animosité qu'elle avait au début envers Alain...

Mais secrètement, au fond de moi-même, peut-être parce que je ne vais pas bien du tout, je voudrais bien aussi redevenir la petite fille que j'étais.

Au cours de ces après-midi dominicaux, au sein de ma famille, il m'arrive de quitter l'assistance et d'aller faire un tour, solitaire et songeuse, au jardin de mon père. J'y retrouve avec émotion les odeurs du passé. L'herbe coupée. L'humus après la pluie. Des feuilles mortes achevant de brûler et cette fumée d'un bleu d'acier et d'azur qui monte dans l'air humide de l'automne...

Je vais par l'allée impeccablement tracée et désherbée de ce petit potager de banlieue. L'univers de papa. Lui, le silencieux, cet homme fort et plein de mystères à la fois, mon père, n'a jamais voulu se départir de ses liens génétiques avec la terre. Exilé dans la ville, il a continué de cultiver un lopin près de chez nous. Légumes, fleurs, plantes vivaces..., c'est autant pour améliorer l'ordinaire que pour se rattacher à quelque chose. Ne pas devenir un robot de plus dans cette société citadine de zombies...

Enfant, je ne comprenais pas cette passion discrète et tenace. Adulte, j'en saisis toute la dimension. Malheureuse en mariage sans encore me l'avouer tout à fait, malade, misérable dans mon crâne et dans ma peau, je viens dans ce jardin retrouver quelque chose de moi que la vie n'ait pas souillé ou meurtri.

Dans la petite cabane au bout de l'allée, un couple de pigeons roucoule, indifférent à ma présence. Deux moineaux piailleurs se querellent à propos des graines noircies d'un tournesol desséché. Je me souviens que dans mon enfance, là-bas à Carcassonne, on appelait cette fleur démesurée un « soleil ».

Je ne sais pas pourquoi, j'ai envie de pleurer.

Comme un grand vide.

La sensation que le sol s'est dérobé sous moi. Que la terre m'appelle pour m'engloutir. Tout le chemin que j'ai fait, depuis cette enfance, ne m'a conduite qu'à l'inutile. A rien. Mes souffrances et mes frustrations de gamine trop enveloppée, d'adolescente aux lourdeurs ingrates, de femme incomprise..., pourquoi ?

Quel avenir m'attend ? Ces tristes soirées avec Alain que la fatigue d'une journée dénuée du moindre intérêt dispute à l'ennui. La perspective de reprendre du poids, ce qui est en train de se passer, et de devoir à nouveau faire face à tout ce que j'ai déjà subi d'humiliations et de rejets. Il n'y a pas d'issue. Mince, je suis mal à crever. Dans mon corps qui hurle son mécontentement à travers ces fièvres corrosives et ces maux d'estomac insoutenables. Dans ma tête, tout mon être profond qui refuse ce nouvel état obtenu artificiellement après un régime stupide et dangereux.

– Anne, que se passe-t-il ? Tu es malade ?

C'est ma mère, mon mari, la famille. Inquiets de ne pas me voir revenir, ils sont partis à ma recherche. Et m'ont retrouvée là, prostrée, en larmes. Je marmonne je ne sais quoi en réponse. Un coup de fatigue. Un moment de cafard. Non... laissez... ça ira...

– J'ai réfléchi, me dit Alain ce soir-là, ce boulot te crève trop. Tant pis pour l'argent. Il faut que tu t'arrêtes.

Je veux le contredire. Nous avons besoin que je travaille. Un salaire unique ne suffira pas. Ce n'est pas lourd, la paye d'un préposé des P.T.T...

– Surtout si nous avons un enfant...

Cela fait des mois que cette idée commence à prendre forme dans mon crâne. Un petit bout de moi-même, de nous-mêmes, l'aboutissement de l'amour. Un être à choyer, à prendre par la main comme le dit si joliment Yves Duteil dans sa chanson, à protéger et à conduire sur les chemins de la vie...

C'est lui ou elle, peu m'importe, qui n'existe que dans mes rêves et qui me manque. Je lui parle tout bas sur les rives du sommeil. Il habite déjà ma chair. Elle attend sa venue.

Alain ne semble pas avoir entendu. Lui en parler ? J'ai essayé. Il n'est ni pour ni contre. Il élude. Qu'en pense-t-il vraiment ? Par moments, je sens que le besoin d'être père existe vraiment chez lui. A d'autres, il a l'air de s'en foutre. Quand donc comprendrai-je cet homme ?

Pour l'instant, il a son idée fixe.

– C'est décidé. Demain, tu donnes ta démission.

Ce que j'ai fait.

Au début, c'est merveilleux toute cette disponibilité devant soi. Je vais pouvoir enfin m'adonner à toutes ces choses qui me plaisent et qui m'étaient interdites quand ma journée était bouffée par les transports et l'inanité de mon travail de fonctionnaire : m'occuper de mon chez-moi, lire, me balader sans souci des heures, regarder la télé...

Avec Ubelle, ma petite chienne teckel, on s'en donne à cœur joie dès qu'un rayon de soleil le permet. Avant, je n'avais pas le temps de m'occuper d'elle. Je me rattrape.

Dire que j'ai vécu des mois auprès de cet adorable animal sans le considérer autrement que comme un bibelot de plus à la maison ! Je la nourrissais. Une caresse pressée par-ci, par-là. Une bonne engueulade quand elle faisait une sottise. Décidément, la vie moderne nous fait passer à côté des choses les plus précieuses de l'existence!

Je regarde enfin vivre Ubelle. Elle porte bien son nom. Un poil fauve qui me rappelle les renards dessinés au coin des pages de mes livres de contes enfantins. Des yeux immenses, malins en diable, dont la couleur passe du brun clair au noir de jais selon le temps et l'humeur. Ces mêmes yeux qui brillent de joie, j'allais dire d'humour, quand elle me joue un bon tour. Se cacher, par exemple, dans les hautes herbes du talus, faire la sourde oreille à mes appels, m'obliger à la supplier pour qu'elle se montre enfin, ravie de m'avoir fait m'égosiller.

Je la gronde ou plutôt je fais semblant. Pour le plaisir. Parce que c'est un jeu qu'il faut mener jusqu'à son terme. Et elle bondit de bonheur quand j'éclate de rire. Me saute après, souillant de terre mon vêtement sans que je lui en veuille. Parce que nous sommes deux gosses en vacances toutes les deux.

Je l'aime, Ubelle. Je lui parle. C'est idiot de parler à un chien. Et alors? Les cœurs déchiquetés parlent toujours à quelqu'un ou à quelque chose. Aux plantes, aux choses, aux fantômes, aux bêtes... Elle est ma confidente. Je lui dis mes craintes, mes maux, mes espoirs... Je lui raconte aussi l'enfant que j'aurai un jour.

Rentrées de ces courses folles, nous savourons, l'une et l'autre, la tranquillité du logis. Le ménage de mon petit studio, bien que j'y apporte un maximum de soins, est vite fait. Il me reste d'importantes plages de liberté.

Un peu de télé... Mais cela me lasse vite. Je bouquine. Un peu de tout. Au hasard. Ce qui me tombe sous la main, en fait, surtout au début. Ce n'est qu'avec le temps et l'expérience que j'apprendrai à choisir mes lectures avec discernement.

La vie, jusqu'alors, m'a accordé peu de loisirs pour la

lecture. J'ai toujours considéré un livre, un magazine, comme une parenthèse précieuse dans cette course de rats que constitue l'existence. Mais je n'ai pas disposé souvent, avant cette période de repos et d'oisiveté, de tels moments privilégiés.

Je me rattrape. Je dévore à longueur d'après-midi romans à l'eau de rose et policiers. Mais je découvre aussi l'univers brutal et dramatique d'un Martin Gray, les rêves fous et tellement humains de Barjavel... Je pleure toutes les larmes de mon corps sur les pages de *La Mère* de Gorki.

Ces livres, qu'il m'arrivera de relire par la suite quand tout ira mal, resteront pour moi des points de repère immuables. J'ai appris en les fréquentant que je n'étais pas seule ici-bas à aimer, à souffrir, à ressentir les choses autrement que la grande majorité de ceux qui m'entourent. A être différente.

Je le redeviens, différente.

Il a suffi de quelques mois pour que mes soixante-quinze kilos ne soient plus qu'un lointain souvenir. Au début, j'avais conscience de reprendre un peu de poids et ma balance était là pour me le rappeler. Je n'y accordais pas trop d'importance.

Après ce régime sauvage, je me sentais mal. J'en ai déduit qu'il me fallait me rééquilibrer un peu. De fait, avec l'inactivité, le calme, quelques kilos supplémentaires qui me paraissaient tout naturellement reprendre leur place dans l'enveloppe vide que j'étais devenue, ça allait plutôt mieux. États fiévreux, nausées, brûlures d'estomac..., mes ennuis de santé allaient s'estompant.

Mais le processus engagé était irréversible. Je ne mangeais pourtant pas davantage. Au contraire, mes loisirs me permettaient de prêter une attention plus soutenue à ma nourriture. Je me sentais bien, du moins mieux. Je n'éprouvais pas le besoin de compenser, par des sucreries ou autres extra alimentaires, un manque quelconque. Bref, j'aurais dû, en toute logique, me stabiliser, disons vers quatre-vingts kilos, ce qui eut été l'idéal...

En toute logique.

Or la raison, l'évidence arithmétique, la mathématique des calories... balivernes dans mon cas que toutes ces belles et fallacieuses certitudes! Chez moi, l'équation bouffe/embonpoint est vide de sens. Je ne grossis pas parce que je m'empiffre à tout va. Je ne m'empiffre pas dès que j'en ai l'occasion et, pour faire bonne mesure, dès que les autres ont le dos tourné, parce que dès que je mange trop, je suis tout simplement malade.

Je grossis, je gonfle, je m'énormise parce que je suis ainsi. C'est tout. Je sais que ça n'explique rien. Je sais aussi que certains, suivant en cela l'endocrinologue de Saint-Louis et tous les autres qui ne voient pas au-delà de leurs pauvres préjugés, ne me croient pas. « Elle ment, ils mentent, tous les obèses mentent pour avoir la paix et s'adonner à leur vice en toute quiétude... » Trop facile comme conclusion. Trop simpliste. Mais du moment que ça arrange à peu près tout le monde...

J'ai commencé à comprendre, à cette période, que j'étais intimement faite pour habiter mon poids anormal. Oh! ce n'était pas vraiment conscient. Pas encore. La pression extérieure, les normes, les réactions d'autrui me maintenaient encore en esclavage.

D'ailleurs, si j'avais voulu m'en libérer, briser mes chaînes, la vie se chargeait de me rappeler à la réalité de mon état de monstruosité.

Mes kilos antérieurs revenus, et même un peu plus puisque je vogue vers les cent dix à ma balance, l'inactivité commence à me peser. Je me sens inutile. Je culpabilise peut-être un peu aussi. Cette année, avec le seul traitement d'Alain à la poste, nous ne pourrons pas partir en vacances. Un peu d'argent supplémentaire ne serait pas malvenu. On pourrait envisager d'habiter un logement plus grand. L'envie d'avoir un bébé ne m'a pas quittée. Au contraire, elle se ferait même de plus en plus pressante...

La tournée de mon mari le conduit dans plusieurs bourgs et villages avoisinant Villecresnes. C'est ainsi qu'il apprend qu'un centre d'enfants spécialisé, à quelques kilomètres à peine de chez nous, recherche une secrétaire à mi-temps.

– J'ai toujours aimé m'occuper des autres. J'ai les diplômes requis. Je devrais poser ma candidature, tu ne crois pas ?

– D'autant que ce n'est pas loin. J'ai entendu dire que le poste était à pourvoir pour le début de septembre.

Il est d'accord. Il me propose même d'en toucher un mot au directeur du centre en distribuant son courrier.

Moins d'une semaine plus tard, je me retrouve dans le bureau du responsable de l'établissement et les choses se passent le mieux du monde.

Mon interlocuteur, un monsieur entre deux âges, est ouvert, courtois et mes références le satisfont pleinement. Horaires, conditions de travail, salaire..., nous tombons d'accord sans problèmes. Je commence le 1er septembre.

Je sors du centre folle de joie. Dans cet établissement qui s'occupe d'enfants caractériels, je vais faire quelque chose d'utile, de concret. L'argent que je vais gagner nous permettra de mettre un peu de beurre dans les épinards. En l'occurrence, nous allons pouvoir acheter tout de suite cette Fiat 127 dont nous rêvons depuis longtemps.

Tout va bien, donc.

Trop bien. Pendant tout ce mois d'août qui précède mon embauche, je suis tellement heureuse et fébrile que je ne prête aucune attention au comportement de mon mari. J'aurais pourtant dû. Certains signes bizarres, des détails, des riens m'auraient certainement alerté. Un homme avec lequel on vit tous les jours, quelque renfermé soit-il, laisse toujours transpirer ne serait-ce qu'un infime élément d'information de ce qu'il ne veut pas ou ne peut pas dire ouvertement...

C'est un mot, un geste, un regard qui fuit... Je n'ai rien remarqué. Pour mon malheur.

Ce matin du 1er septembre 1972, il fait un temps merveilleux. Les grosses chaleurs de l'été sont passées. L'automne n'est pas encore là. L'année hésite entre deux saisons. L'air est doux. Le ciel optimiste. Le soleil de nouveau éclaboussant de jeunesse. On a l'impression, qu'après la lourdeur estivale, un nouveau printemps, une vie nouvelle recommencent. Et moi avec.

Alain n'a pas pipé mot durant le court trajet jusqu'au centre. Pas de quoi m'étonner. J'ai l'habitude de ce mari laconique. Arrivés à destination, je ne m'étonne pas non plus qu'il ne m'accompagne pas.

– J'attends cinq minutes dans la voiture pour voir si tout va bien, me dit-il simplement.

Je prends la chose comme une délicate attention à mon égard et je pousse la porte du centre. Le bureau que je dois occuper se trouve sur la gauche, après le hall. Lors de notre rendez-vous, le responsable m'a montré l'endroit où je dois travailler et je m'y rends tout naturellement.

Surprise ! Le mot est faible. Choc ! Consternation ! J'ai eu bien trop de déconvenues dans ma vie pour ne pas comprendre dans la seconde qui suit. A la place qui devait être la mienne, une jeune femme classe tranquillement des dossiers. Elle lève sur moi un regard interrogatif.

– Madame ?

– Eh bien..., je... Le directeur est-il là ?

Il faut bien que je dise quelque chose. Ma question n'a rien à voir avec une quelconque espérance qu'une erreur se soit produite. Qu'on va la réparer. Mon intuition a été immédiate, terrible. Un coup de poignard. Un mur soudain, invisible et meurtrier, pareil à ces balles qui stoppent un gibier en pleine course...

Ma place est prise.

– Le directeur ? Eh bien, justement, le voilà !

En me voyant, il s'est figé sur place. Son visage, que j'avais trouvé tellement doux et avenant lors de notre précédente rencontre, a brusquement pâli.

– Madame..., il bredouille, que faites-vous ici ?

– Je... je venais prendre mon travail...

Toujours gêné, mal à l'aise, il reprend cependant contenance.

– Votre mari ne vous a donc pas dit ?

– Dit quoi ? Non, mon mari...

– Écoutez... venez avec moi...

Il me prend le bras d'un geste protecteur, m'accompagne jusqu'au milieu du hall où personne ne peut nous entendre. Là, il m'explique avec toutes les précautions du monde que...

– Voyez-vous..., j'ai bien réfléchi après notre entretien. Ici, comme vous le savez, nous soignons des gosses caractériels. Des enfants très difficiles. Imprévisibles. On ne sait jamais quelles vont être leurs réactions. Ce sont de pauvres malheureux...

– Monsieur, je m'entends moi-même lui répondre comme dans un mauvais rêve, c'est justement ce qui me plaisait dans ce travail. J'étais utile à quelque chose. Je venais en aide aux autres, à ces pauvres malheureux.

– Bien sûr, bien sûr... Mais avez-vous pensé à vous dans tout cela ?

J'ai surpris ses yeux sur moi. Un regard rapide, furtif, de ceux qui ne s'avouent pas. Un regard qui m'a enveloppée seulement peut-être un centième de seconde mais assez pour que j'en comprenne l'absolue signification. Qui voulait tout dire. Qui a tout dit bien avant les mots. Il a pris des gants, le directeur gêné, usé de détours et de formules dérisoires pour ne pas me blesser.

– Je crains qu'ils ne soient méchants à votre égard... Vous comprenez... Alors j'ai signifié à votre mari...

J'ai traduit.

Tu es trop grosse ! Un corps pareil ne te permet pas de postuler pour un travail. Nul n'en veut. Pas même des gosses eux-mêmes laissés pour compte. Et surtout pas ceux qui s'en occupent. Ils ont assez de leur handicap à eux. Ils ne veulent pas du tien.

Tu es trop grosse ! Tu es énorme ! Obèèèse ! Tu ne fais pas bien dans le décor. Va-t'en ! Va-t'en ! Cache-toi ! Ote ta graisse de la face du monde !

Le sang noir de la honte m'a submergée. Mon interlocuteur s'embrouillait encore dans je ne sais quelle explication oiseuse que j'avais quitté le centre. Blême. Tailladée vive.

Même mon mari n'osait pas me le dire que j'étais un monstre. Il n'avait pas trouvé les mots pour m'avertir. Lui aussi, sans doute, m'estimait repoussante. Comment aurait-il pu en être autrement ?

Dehors, le soleil n'était plus le même. La douceur de l'air, les fleurs, l'été vieillissant appartenaient aux autres. Aux gens normaux dont Alain faisait partie. Moi, j'étais réduite à mon sort. De nouveau incarcérée dans ma prison de chair laide.

A jamais.

Je suis montée sans un mot dans la voiture. Le cœur dans la bouche. L'envie de vomir sur l'humanité tout entière et sur moi-même aussi. Alain a démarré pour me reconduire à la maison. Lui non plus n'a pas éprouvé le besoin de parler sur le chemin du retour.

Mon mari et moi, nous n'avons jamais reparlé de cette lamentable histoire.

Alain a bien essayé, les premiers temps. Il ne devait pas se sentir tellement bien dans sa peau. Pas tellement d'accord avec lui-même. Il est des sentiments de culpabilité qui rongent plus sûrement que le pire des acides.

J'ai coupé court à toutes ses tentatives d'explication. Ses excuses, j'en voulais encore moins. La tempête passée, essuyée, je me suis installée dans une étrange torpeur. Dans ma graisse. Il n'y a pas d'autre manière de décrire l'état dans lequel je suis entrée alors.

Apathie. Indolence. Léthargie.

Les jours, les semaines viennent à moi, s'enfuient. Je ne les attends pas. Je n'ai aucun regret du temps qui s'écoule, qu'il soit ou non perdu. Souffrance ou déception. Même pas. Même plus. Dans ce désœuvrement du corps, de l'esprit et du cœur, je ne me pose aucune question. Tout ce que je sais, c'est que je n'irai plus jamais voir les autres, que je ne chercherai plus jamais du travail. Qu'on ne me jettera plus.

Je stagne devant la télé dès l'ouverture des programmes. Cela ne m'intéresse pas. Je gobe stupidement des images, des sons, des mots. C'est du Valium en tube cathodique.

Je dors.

Enfin, si l'on peut appeler cela du sommeil. Je devrais dire que je me glisse, la nuit, le jour, qu'importe, dans une sorte d'assoupissement à la fois douillet et malsain, moite et ouaté. Un univers gris, sans limitation précise, où erre, sans joie ni douleur, ce qui me reste de conscience. Une mort tiède pire que l'oubli...

Ma mère s'inquiète.

Elle me rend visite périodiquement et tente de me parler, de me convaincre. Je n'ai rien à lui dire. Je n'ai rien à dire à personne. Ma certitude est faite.

En me quittant, désespérée, maman m'abandonne toujours quelques exemplaires des magazines féminins qu'elle lit régulièrement. Les mêmes titres qu'au temps de mon enfance, *Nous Deux, Intimité*... J'aimais rêver alors sur les romans photos. Amour. Bonheur. Richesse... Elle espère que cela me sortira de moi-même. Je les feuillette. Pourquoi ? Pourquoi pas ? Mais je ne rêve plus. Ces romances invraisemblables, ces jeunes femmes qui présentent la mode, minces, souriantes à la vie, c'est loin, si loin... Je ne serai jamais comme elles. Même en songe, c'est impossible désormais. C'était bon pour l'enfance, l'adolescence à la rigueur, les plans mensongers sur une comète utopique. Grosse tu es, Anne. Grosse et seule tu resteras.

Qu'est-ce qui a fait que, ce jour-là, je m'arrête à une lettre publiée dans la rubrique du cœur ? Une intuition subite, peut-être. Une de plus. Pour mon plus grand malheur, neuf fois sur dix, j'ai toujours eu une espèce de prescience des catastrophes me concernant.

Alain traîne à la maison, occupé à je ne sais trop quoi. Il ne commence son service, cet après-midi fatal, qu'à 15 heures.

– Tu te rends compte, je crie presque en le prenant à témoin, elle est complètement dingue, cette fille.

– Qui donc ? s'étonne-t-il, stupéfait de ce soudain sursaut.

– Cette nana qui écrit au journal. Elle dit qu'elle a l'intention d'aller trouver la femme légitime de son amant pour tout lui raconter ! Non seulement elle sort avec un type marié mais en plus elle veut gâcher la vie d'une femme qui ne lui a rien fait ! Ça serait moi, je la tuerais !

Une chape de plomb serait tombée entre nous que le silence qui s'installe dans le studio à la fin de ce commentaire justicier ne serait pas plus dense. Rien à voir avec le mutisme habituel que m'oppose d'ordinaire mon mari. C'est lourd, épais, douloureux. Annonciateur d'orages.

Surprise, étrangement alarmée, je lève la tête dans la direction d'Alain. Il est blême comme un linceul. Je l'ai figé sur place avec mes propos aussi outranciers qu'anodins.

– Qu'est-ce que tu as subitement ? Tu ne vas pas me dire que, toi aussi, tu m'as trompée ?

J'ai dit cela en éclatant de rire. Histoire de meubler ce mauvais silence. Sans la moindre arrière-pensée. Il hésite. Parler exige de lui un effort considérable.

– Si..., finit-il par répondre dans un souffle.

J'ai peine à en croire mes oreilles.

– Avec quelqu'un que tu ne connais pas ! s'empresse-t-il de poursuivre comme pour minimiser, excuser son aveu.

Il ne rigole pas. De toute manière, l'humour, ce n'est pas le genre d'Alain. Et encore moins sur ce sujet. J'encaisse ses explications embarrassées sans mot dire, crucifiée, incapable de la plus petite réaction. La chape de plomb de tout à l'heure, c'est sur moi qu'elle s'est refermée.

Le dimanche après-midi, depuis quelque temps, nous sortons souvent dans les bals du coin. Mon frère Jean-Claude, excellent accordéoniste, joue dans un petit orchestre local. Il a proposé à Alain de les rejoindre, ce dernier ayant fait des progrès notoires à m'agresser les oreilles depuis la salle de bains.

Avant ma déconvenue au centre d'enfants caractériels, j'adorais ces moments de détente. La musique m'a toujours transportée. Si je ne danse pas beaucoup moi-même, le spectacle de gens doués évoluant gracieusement sur une piste me fascine. Et puis, comme on dit, cela fait voir du monde. On rit ensemble. On communique...

– Dimanche dernier, tu n'es pas venue...

Non. Plus rien ne m'amuse. Dimanche dernier, je suis restée stupidement devant le petit écran, avachie en face d'un insipide feuilleton. Il est parti seul.

Et, dans les coulisses, une fille... Non, elle n'a pas d'importance pour lui... C'est tout juste s'il se rappelle son prénom... Il ne le reverra jamais... Et même s'il la revoyait...

J'explose.

C'est plus fort que moi. Une bordée d'injures, de gros mots, d'horreurs sans nom, me monte aux lèvres. Et je crache sur ce salaud les pires qualificatifs que ma fureur et toute la lie de mon imaginaire puissent inventer.

Ordure! Porc! Pourri!

La vulgarité m'effraie dans la vie de tous les jours. Mais en ce moment, elle me submerge. Nausée. Avalanche de vomissures qui résument toute ma haine soudain débondée. Ce n'est plus moi, Anne. C'est une harpie vengeresse, démente, capable de lui arracher les yeux, à ce goret hypocrite dans lequel j'avais mis toute ma confiance de femme aimante. Dont j'attendais au moins fidélité, sinon amour.

Ainsi il baise des traînées à même la poussière des

parquets de dancing. Alors qu'avec moi, il ne peut même pas...

C'est peu dire que la rage m'étrangle. La rage et la douleur totales. Mon ultime hurlement, c'est pour lui jeter à la tête que je m'en vais, que je retourne chez ma mère.

Sa réaction est imprévisible. D'abord, il pleure, bras ballants. Puis voyant que je suis bien décidée à faire ma valise, il entre à son tour dans une colère frisant l'hystérie. Il fonce en aveugle dans la direction de la kitchenette balayant tout ce qui se présente sur son passage. A son tour, il se met à hurler :

– Ne me laisse pas ! Je me tue si tu passes cette porte !

Et joignant le geste à la parole, le voilà qui se met à frapper le mur de sa tête. Ce n'est pas du cinéma. Il cogne vraiment. C'est réel. Il pleure. Il frappe. Il crie.

Au début, je suis persuadée que la crise sera de courte durée. Mais je ne tarde pas à paniquer. Loin de se calmer, sa frénésie empire. Il va tenir parole. Il va se détruire...

Je me calme, il le faut bien, sinon le pire va se produire. Trompée ou pas, s'il se fracasse la boîte cranienne, je ne serai pas plus avancée. Et puis, c'est ainsi, je me suis toujours fait avoir.

– Alain, je t'en prie, tu vas te faire du mal ! Ressaisis-toi ! Je ne t'abandonnerai pas.

Il finit par retrouver un semblant de sagesse. Connaissant sa conscience professionnelle, je fais appel à cet argument pour le tranquilliser tout à fait.

– Je ne te quitte pas. J'ai dit ça sous le coup de la colère. Pense que tu prends ton travail dans moins d'une heure. Il ne faudrait pas que ça se remarque...

J'avais raison. Mes paroles font leur petit effet. Le boulot... Les questions des collègues en face des hématomes...

L'embarras qui s'en suit... Ça marche. Je lui passe une serviette humide sur le visage. Il s'apprête et part assez rassuré...

Je n'ai pas l'intention de rester une minute de plus dans cette maison. Je lui ai menti ? Et lui alors ? Il m'a traînée dans la boue. Il a sali la seule chose à laquelle je pouvais encore croire dans cette vie, notre union. Le mensonge à l'amour, c'est le pire. Tout est pardonnable ici-bas. Sauf lui !

Pas le temps ni surtout le courage de faire une valise. Je ne veux rien emporter de cet univers sordide de mensonge et de basse trahison.

Ubelle, ma petite chienne, rien qu'elle...

C'est ma seule amie dans ce monde de pourriture. Nous partirons ensemble. N'importe où pourvu que ce soit ailleurs.

Elle a compris. Elle m'attend immobile, tremblante, près de la porte, dans l'entrée. Je lis tristesse et inquiétude dans ses yeux fidèles.

– Toi au moins, tu ne me laisses pas tomber....

Ne pas m'attendrir. Pas maintenant. Ne pas pleurer. Sinon, le peu d'énergie qu'il me reste va fondre comme neige au soleil. Et je n'aurai plus la force de quitter ce maudit studio.

Je m'habille à l'aveugle, en quatrième vitesse, pour éviter de penser. Dévale l'escalier au risque de me rompre le cou, suivie d'Ubelle. Une voisine, affolée par mon attitude, essaie de me parler, de me retenir. Peine perdue. Je la dépasse, la bouscule, manquant d'emporter avec moi, dans ma course, le panier à provisions qu'elle remonte pesamment jusqu'à son étage...

De l'air enfin ! Je fonce au parking. Et c'est la tuile, encore une. Même la voiture me fait des infidélités. J'ai beau jouer et jouer encore de la clé de contact, fébrile, rageuse, désespérée, la Fiat refuse obstinément de démarrer. Comme toujours le monde entier s'est ligué contre moi.

Effondrée sur le siège, je m'efforce de reprendre mon souffle, mes esprits. Je tremble de tous mes membres. J'entends mon cœur battre la déroute. Le corps entier me brûle. L'intérieur de ma tête ressemble à un tambour torturé par un musicien fou. Il me semble que les yeux vont me sortir des orbites tant j'ai mal.

Je regarde bêtement mes clés impuissantes, hostiles. Mon sac à main... Objets stupides ! Ils n'ont rien à faire de mon désarroi, de cette douleur lancinante qui a pris la place de la colère. Les haies, les arbres, les lointains passants alentour, c'est la même chose. La vie continue, indifférente. Moi, je reste seule et meurtrie, plantée dans ma pauvre peau bouffie.

Trop longtemps retenues, les larmes coulent sur mes joues. Je pleure en silence. Calmement. Ni spasmes ni violence. Avec l'eau de mes yeux, ma détresse se vide, se dilue. Je ne pense pas. La sensation de m'éloigner de moi-même, de laisser là une enveloppe creuse qui va pourrir avec le reste, l'impression de dormir éveillée, de flotter sur ma propre conscience.

Mon cœur retrouve un rythme normal. Mes maux de tête s'endorment. Combien de temps ai-je pleuré, plané, de la sorte ? Aucune idée. J'ignore aussi pourquoi, au lieu de celle de mes parents, c'est l'image de ma belle-mère qui a surgi en moi. Comme un automate, je me suis levée et j'ai pris, à pied, la direction de son logement. Je savais la trouver chez elle, à cette heure. Seule.

Elle m'a reçue comme on reçoit un gosse qui s'est égaré par la faute des grands dans la forêt et qu'on retrouve enfin, au bord du précipice dans lequel il va se jeter. Je n'oublierai jamais sa main tendue, ses bras qui se sont ouverts pour moi. Une étrangère qu'il lui fallait relever, soutenir, défendre contre son fils.

Alain, elle ne lui a pas cherché d'excuses. Pour elle, comme pour moi, le mariage, c'est quelque chose de sacré. Pas un vulgaire contrat dans les pages duquel on taillade, on biffe, on truande sans le moindre état d'âme. « Pour le meilleur et pour le pire », ce n'est pas une vague formule de roman à quatre sous mais un serment à la vie à la mort. A la vie, pour commencer.

J'ai oublié les mots qu'elle m'a dit. De notre rencontre, cet après-midi-là, je n'ai retenu qu'une générosité sans conditions ni bornes, qu'une bonté aussi vaste, et bien plus encore, que mon propre désert intérieur. J'ai senti battre un cœur de femme, un autre que le mien, à l'unisson de mes désarrois et de mes épouvantes.

Elle a parlé. J'ai bu sa voix douce des heures durant. En la quittant, j'ai dit :

– Vous avez raison, il faut que je reste.

J'étais décidée à être la plus forte. Mon caractère entier, ma sensibilité extrême affûtée par des années d'expériences déplorables, mes convictions, cette soif d'absolu qui m'habite depuis toujours et me force parfois, à mon corps défendant, aux solutions ultimes..., je mettrais tout en veilleuse, une fois de plus. La brèche, que dis-je, l'abîme qui venait de se creuser sous mes pas après la trahison d'Alain ne disparaîtrait pas pour autant. Je vivrais simplement avec.

Nous n'avons pas reparlé de cela avec mon mari. Nous ne parlions jamais de rien. Pour tenir le coup, anesthésier la bête qui me bouffait tripes et cerveau, j'ai pris du Valium. On a les portes de sortie qu'on peut. Je n'aurais d'ailleurs pas tenu très longtemps si ne s'était produit l'événement que je considère comme le plus important de ma vie.

Un enfant.

J'en rêvais de ce bébé qui eût été le couronnement de mon union avec Alain. Après ce qu'il m'avait fait, quelque chose à ce titre était rompu. Ce n'était plus l'enfant de l'amour. Mais c'était le mien.

Le test de grossesse est positif. Mon médecin est formel. Faussement solennel mais très affectueux parce qu'il sait combien c'est formidable pour moi, il m'a annoncé :

– Anne, vous êtes enceinte !

Aucune phrase au monde ne m'avait jusqu'alors touchée aussi profondément. Enceinte ! Porteuse d'une vie secrète, encore balbutiante mais bien réelle en moi ! Minuscule et lointaine, omniprésente et follement forte à la fois. Je ne mesure encore pas vraiment toute la portée de la chose. Mais tout ce que je sais, c'est que je suis heureuse, infiniment, immensément heureuse !

Un bébé ! Un enfant ! MON ENFANT !

Un doute, une angoisse pourtant...

– Docteur... pour mon poids ?

On m'a tellement ressassé que les grosses ne pouvaient pas avoir de bébé... Des histoires d'accouchements impossibles... Césariennes... Problèmes à tout va... Danger, voire mort pour la mère...

Le médecin me rassure. Contrairement à pas mal de ses collègues que j'ai rencontrés dans ma vie, ce bon toubib de famille, avec ses mèches blanches un peu folles et son humour malicieux, sécuriserait la plus angoissée des consultantes. Et Dieu sait si moi, je le suis, pétrie d'angoisse.

– Il faut être vigilant, certes, mais je ne vois pas là un problème majeur, me dit-il en se renseignant sur mon poids exact.

Depuis ce régime idiot, c'est peu dire que j'ai regrossi. Cent, cent cinq, cent dix kilos... Ma graisse, molestée par les « chocs », et certainement aussi par les adversités, a pris sa revanche. Face au docteur, inutile de faire l'autruche.

– C'est que..., j'avoue pas mal honteuse, voyez-vous... ma balance ne va pas au-delà de cent vingt... et...

– La mienne non plus, me rétorque-t-il avec un petit rire gentil et rassurant qui lève toutes mes inhibitions.

– Alors, je poursuis, je dois peser plus...

– Certainement. Mais pour l'instant, ça demeure secondaire puisque vous me dites que vous vous sentez bien. Pas de régime particulier dans l'immédiat, donc.

C'est vrai que je me sens bien! Divinement bien! L'annonce de cette grossesse y est évidemment pour quelque chose. Mais indépendamment de cette nouvelle, somme toute très récente, le fait d'avoir regrossi semble paradoxalement m'avoir rééquilibrée. J'en arrive de plus en plus à être persuadée que je suis faite pour être ainsi. Ce corps trop ample est ma vraie patrie.

Alain, mon époux?

L'enfant à naître ne le rend guère plus loquace. Il est heureux, ça ne fait pas de doute. Lui aussi souhaitait un prolongement de lui-même, un bébé à choyer, à élever. Nous en parlions avant de nous marier. Moins par la suite, c'est exact. Depuis qu'il m'a avoué sa tromperie, c'était encore moins le sujet principal de nos rares conversations.

Il a pris la nouvelle avec beaucoup de calme. Si elle lui a fait plaisir, il ne l'a pas vraiment manifesté. Son souci immédiat? Trouver un logement plus grand. Il se met en quatre pour y parvenir. C'est sa manière à lui de préparer l'arrivée de notre petit bout.

Moi, je nage dans la félicité. D'abord, je suis en pleine forme. Après ma période de déprime et de langueur, j'ai retrouvé mon allant et mes joues roses. Nos parents, nos amis sont aux anges de me voir de nouveau sourire aux choses et à la vie.

Maman, folle de joie à l'idée d'être bientôt grand-mère, voudrait que je me repose. Je la charrie gentiment en lui répondant que ce n'est pas comme de son temps. Les femmes d'aujourd'hui redoublent d'activité durant leur grossesse! Et je le prouve!

Je m'étais bien promis de ne plus jamais travailler. Surtout ne plus me faire jeter. Ne plus devoir subir mépris et exclusion à cause de mon embonpoint. L'histoire du centre d'enfants caractériels assortie du mensonge par omission de mon mari gêné, c'était la goutte d'eau qui a fait déborder le vase. Jamais. Plus jamais.

Oui, mais ça, c'était dans une autre vie! Il n'y avait pas le bébé à venir. J'étais la grosse Anne d'avant. Maintenant je suis une mère en puissance. Il faut que je me batte pour lui. Je lui dis parfois, quand nous sommes seuls, moi et lui en moi, que je braverais l'enfer pour qu'il soit heureux.

En face de chez nous habite un chauffeur de taxi. Jusqu'alors il travaillait en station ou à la maraude, comme on dit dans son métier. Il se modernise. Nouveau véhicule, téléphone radio. Il a besoin de quelqu'un, cinq ou six heures par jour, pour assurer la permanence. Me sachant oisive, il s'est présenté à la maison pour me proposer de le faire.

– En plus, vous avez une jolie voix. Ça rassure la clientèle, m'a-t-il dit, flatteur, pour me convaincre tout à fait.

J'ai accepté, bien sûr. C'est un patron sympa. Il a même mis à ma disposition un grand canapé pour que je puisse m'allonger en cas de fatigue.

– Un gosse, a-t-il dit. C'est sacré. Deux précautions valent mieux qu'une, ma petite dame.

Et avec cela, une gentille petite somme à la fin du mois! Ce n'est pas de refus. Nous allons aménager dans un magnifique trois-pièces, à Crosnes, un bourg voisin. Ce qui entraîne des frais supplémentaires.

J'ai déjà visité les lieux. On pourra en faire un

paradis. Les deux chambres sont immenses. Une pour nous. L'autre pour LUI, dès qu'il aura un peu poussé. Un salon dont j'ai déjà le décor en tête. Une immense cuisine.

Et, sublime cadeau, luxe suprême, une baignoire dans laquelle je pourrai entrer tout entière!

– T'as vu un peu l'engin qui nous arrive !

A ma sortie de l'ascenseur, en arrivant dans le service de maternité, la réflexion de l'aide-soignante m'a cinglée de plein fouet.

Pire que la pire des injures. Une brûlure atroce, inattendue, sur une chair vive, déjà blessée, sans défense aucune. Un coup d'épée. Une lame chauffée au rouge en travers du ventre et du cœur.

C'est avec cette insulte que l'hôpital accueillait une femme à quelques heures de devenir mère.

Pétrifiée, j'ai éclaté en larmes. Je m'attendais à tout. Aux souffrances sans lesquelles aucun enfant ne vient au monde. Aux difficultés supplémentaires que l'accouchement risquait de comporter pour une femme comme moi. Me hantait aussi la peur de ne pas enfanter un bébé normal. Et cette appréhension confuse qui tient tout le corps aux aguets quand il va devoir affronter une situation complètement inconnue.

Cette raillerie terrible et gratuite, non !

Qu'est-ce que je m'imaginais ? Que mon nouveau statut de femme enceinte réduisait à jamais au néant les vieux démons ? Gros tas. Grosse vache. OBÈSE... Je croyais naïvement que cette vie innocente en moi me servait désormais de passeport dans le monde des gens normaux.

Grossière erreur.

J'étais et je resterais une grosse. Une trop grosse. Une abominable difforme. Mère ou pas. A chaque coin de ma vie, la société poste la personne ou la situation adéquate pour me le rappeler.

Un « engin », un clown hypertrophié ou une sale exclue.

J'ai souvent pleuré. Avant ce jour. Après. Jamais comme ça. Sur ce palier, bras ballants, désarmée, terrassée, écrasée, avec mon bébé au ventre, un océan d'amertume m'a soudainement inondée. Dans mes yeux, j'ai d'abord senti comme une sorte de feu halluciné. C'est venu de loin. De très loin.

Un monstrueux torrent de hoquets et de larmes. Toute la boue que, des années durant, la bêtise et la méchanceté humaines ont déposée en moi. C'était nauséeux. Répugnant. Excrémentiel. Je n'ai pas les mots pour le dire. Existent-ils seulement ?

L'aide-soignante qui s'était laissée aller à la remarque fatale est restée sans voix devant le pitoyable spectacle que je devais donner. Puis elle a réalisé l'énormité de son acte. Bredouillé des excuses. Séché mes larmes. Trouvé d'autres mots pour tenter d'effacer le mal qu'elle venait de commettre.

Quels mots, quelles excuses auraient pu rattraper son inepte cruauté ? Nous étions l'une et l'autre de deux mondes opposés, différents. Je l'ai suivie dans la salle de soins où l'on devait me préparer à l'accouchement. La crise était passée. J'étais prête. Quoi qu'ils fassent ou disent, j'affronterai.

Ce n'est pas la première surprise désagréable que m'ait réservée cet hôpital.

Les sept premiers mois de ma grossesse ont été

merveilleux. Mon médecin mis à part, tout le monde ou presque m'avait prédit les pires maux. J'allais être plus fatiguée que la moyenne des femmes en raison de mon poids. Je risquais une foule de complications dont j'ai oublié le nom. On murmurait derrière mon dos que mon enfant pourrait bien lui-même souffrir de mon obésité. Que sais-je encore ?

Comme si j'avais voulu à tout prix les faire mentir et bisquer, je baladais un moral d'acier, un enthousiasme à tout rompre et une santé florissante. J'ai tenu ma place au standard téléphonique de mon taxi jusqu'au bout. Pas de malaise. Pas de vomissement. Jamais de toute ma vie de femme mon corps ne s'était mieux senti !

Une impression de pure plénitude. D'épanouissement total. La sensation que l'on est un monde à soi, une planète qui se suffit à elle-même... Toutes les femmes l'éprouvent, paraît-il. On me rétorquera que je n'invente rien.

Je n'ai pas l'intention d'inventer quoi que ce soit. Mais de crier à la face de la terre hostile qu'une grosse, une obèse, cent vingt et quelques kilos de moqueries et d'exclusion, est en mesure de vivre comme une autre la fantastique aventure de la maternité.

Je vais être mère ! J'existe !

Chaque pouce de moi-même, chaque pore de ma peau, chaque cellule, mon sang, ma chair, ma graisse aussi, rien en moi ne vivra jamais comme avant.

Vous m'avez rejetée, bafouée. La grande loi imprescriptible du vivant m'a réintégrée dans ma vérité. Celle de la terre fertile dans laquelle pousse la graine, du ventre de l'espèce dans lequel, creuset sublime, croît l'avenir.

Je te parle, mon enfant, qui grandis dans mes fibres. Tu seras beau. Heureux, parce qu'avant toi j'ai au moins souffert pour deux. Fille ou garçon, que m'importe, tu seras toute la vie que je n'ai pas été.

Les choses se gâtent à partir du huitième mois. Physiquement, ça ne va pas vraiment mal. C'est dans la tête que ça se passe. On m'a tellement rabâché de trucs sur l'accouchement problématique chez les grosses, césarienne et tout le tintouin, que je commence à m'angoisser. D'autant qu'il me faut bien affronter le gynéco de l'hôpital où j'ai choisi de mettre mon bébé au monde.

Ils sont trois dans la salle de consultation. Et dès l'entrée, cela ne fait pas de doute, ils se frottent les mains. Enfin un cas, et pas des minces, à se mettre sous la dent!

Le plus jeune, bronzé, *brushé*, très feuilleton télé, me soupèse des yeux. Dans sa tête, je suis déjà à poil!

– Oh! la la! il fait sans préambule, vous devez me trimballer une de ces doses d'albumine!

Les deux autres, un vieux birbe inodore et un type qui ressemble vaguement à Spencer Tracy, ne le contredisent pas.

Je m'y attendais. J'ai l'habitude. J'éclate de rire.

– Ben voyons!

Ils sont habitués à plus de déférence. Le vieux birbe s'est subitement réveillé. Spencer Tracy fronce ses broussailleux sourcils. C'est le play-boy des salles de garde qui s'énerve pour les trois.

– Et votre poids, c'est quoi?

Je lui ressers le coup de la balance tout venant qui ne dépasse pas les cent vingt. Il apprécie d'autant moins que la leur, de balance, dans le service, elle est comme les autres. Regrettable, non? Ils devront se contenter d'une approximation. Largement au-dessus des cent vingt en tout cas!

– Vous allez rentrer en hospitalisation pour qu'on voie tout ça. Et faire illico un régime. Il est indispensable que vous maigrissiez.

– Pas question!

– Pardon ?

– Je dis qu'il n'est pas question que je rentre dans un quelconque service, ni que je maigrisse !

Ils ne s'attendaient pas à cette riposte. Je profite de leur surprise pour mettre définitivement les choses au point.

– Je refuse. C'est tout. Je suis venue à cette visite parce qu'elle est obligatoire. Vous ne me reverrez que le jour de mon accouchement.

Le plus âgé essaie mollement de me raisonner. Le playboy se drape dans sa dignité de jeune sorcier vexé. L'autre s'en fout. Ils finissent par renoncer. Et je sors triomphante, murmurant victorieusement à mon ventre :

– Mon tout-petit, on l'a échappé belle ! Ensemble, rien ne peut nous arriver !

Je sais maintenant qu'il est là. Je le sens. Peu, c'est vrai, par rapport à beaucoup d'autres femmes. Il est haut sur l'estomac. Moi, je me dis qu'il est plus près du cœur.

Je suis sereine.

Tout se passera bien. J'en suis sûre. Je le veux. J'ai définitivement fermé mes oreilles aux langues trop bien intentionnées qui me serinent encore que l'accouchement, chez les grosses...

Ma seule angoisse, c'est celle de toutes les femmes du monde qui attendent un bébé. Sera-t-il normal ? Aura-t-il deux bras, deux jambes, des mains, des pieds ? Combien de fois, mon enfant, ne t'ai-je construit en rêve comme je te voulais !

Dix fois, j'ai préparé ma petite valise pour gagner l'hôpital. Ubelle, intriguée et inquiète, me suit partout. Elle comprend, je le sais. Comme moi, elle attend.

28 décembre, le matin.

– Tu vas bien ? me demande Alain.

Il paraît mieux. Lui d'ordinaire si laconique, au point que je ne sais toujours pas si la venue de notre enfant lui fait ou non plaisir, paraît soudain soucieux. Moi, je me sens bien.

– Ça va, je réponds.

– Tu es sûre!

– Tout à fait sûre.

– Tu as été nerveuse toute la nuit. Pas arrêtée de bouger. Tu veux que je reste avec toi?

Je lui affirme qu'il peut partir à son travail l'esprit tranquille. Ce qu'il fait. De mon côté, je commence à organiser ma journée.

Deux heures plus tard, panique! J'ai senti quelque chose de gluant entre mes jambes. C'est du sang. Je suis pleine de sang. Mon dieu! Je suis en train de perdre mon bébé!

Et Alain qui n'est pas là. J'aurais dû l'écouter. Il avait raison. Mes vêtements, vite. Il faut aller à l'hôpital. Mon bébé! Terrorisée, hors d'haleine, je cogne tout ce que je sais à la porte de mon voisin.

– Vite, je vous en supplie! Il faut avertir mon mari. J'ai des problèmes avec mon enfant!

Alain ne met pas une demi-heure pour revenir, affolé. On file à la maternité. Le sang s'est arrêté de couler. Je suis un peu rassurée. Seule demeure l'angoisse de la première fois.

L'aide-soignante ne fera rien pour la tempérer, cette angoisse. Au contraire. Pourtant, lorsque je me remémore aujourd'hui cette scène odieuse, si des larmes encore m'en reviennent de colère et de honte, je me demande si cette sinistre bonne femme ne m'a pas rendu service au bout du compte.

Je suis entrée en salle de soins, puis de travail, remontée à bloc. Blindée. Prête à tout ce qui pouvait me tomber dessus. J'avais voulu cet enfant, obésité ou pas, mari aimant ou triste sire. Je l'aurai!

Les premières douleurs se sont manifestées vers 5 heures de l'après-midi. Le directeur du service sortait de ma chambre. Toujours la même rengaine. Surcharge pondérale. Graisse superflue. Il faut s'attendre à des problèmes...

– On va vous mettre tout de suite à un régime sans sel.

Moi qui réagis d'habitude au quart de tour quand j'entends des choses pareilles, j'ai laissé dire. Trop lasse. L'épisode de l'aide-soignante m'a marquée. Mon bébé veut naître. Cause toujours. Va pour le régime sans sel. Pour l'instant, j'ai d'autres préoccupations.

Cette souffrance bizarre, entre malaise et oppression, que j'éprouve au niveau des reins. C'est d'abord diffus. Tout à fait supportable. Une présence gênante, sans plus. Un peu comme une main trop chaude, indiscrète, posée sur un coin de peau où elle n'est pas désirée.

Progressivement la main devient pince, griffe, serre de rapace crispant une proie sans défense. Le malaise se fait douleur lancinante qui frappe sans prévenir à coups de plus en plus rapprochés. L'onde électrique déclenchée par le choc me court comme un jet d'acide le long de la colonne vertébrale. Je hurle tant j'ai mal. C'est horrible.

Les piqûres qu'on m'administre d'heure en heure ne me calment pas vraiment. La pieuvre de fer cramponnée à mon dos n'a pas l'air disposée à céder. Vaguement anesthésiée mais très consciente de l'intense douleur, j'ai l'impression que je me déchire de l'intérieur à l'infini.

Le monde qui m'entoure est flou, lointain. Les infirmières. La jeune femme qui m'observe, inquiète, depuis le lit voisin. Maman... Elle est venue me rendre visite, me soutenir dès qu'elle a su. Je souffre tellement que je la reconnais à peine sur le coup. J'essaie de lui parler. Je ne peux pas. Je sens sa main presser la mienne...

Ce calvaire, c'est par la suite qu'on m'a dit qu'il avait duré plus de douze heures. Que je le devais à mon entêtement à n'avoir pas voulu faire leur régime, maigrir. Vrai ou faux, cela m'est égal. C'est moi qui l'ai subi, pas les dispensateurs de bons conseils et de raison raisonnante. Et si je l'avais fait, leur régime ? Est-ce qu'il ne m'aurait pas détruite au centuple ?

A 3 heures 30 du matin, une immense infirmière martiniquaise est venue me chercher pour me conduire en salle de travail. Je me souviens de son sourire, doux et sécurisant, qui tranchait avec sa haute taille et sa force physique. Elle m'a tirée du lit, hissée sur le chariot et véhiculée du bout des doigts, surcharge pondérale ou pas !

Quel contraste, un pareil monument, avec le petit bout de sage-femme qui m'attendait, fragile et perdue au milieu des internes, des autres infirmières, des filles de salle, bref, de la cohue habituelle qui s'agite autour des accouchements. Je crains instinctivement qu'elle ne soit pas à la hauteur. Jusqu'à ce qu'elle me sourie à son tour. Mon appréhension s'est immédiatement dissipée. Il y avait, dans ce sourire, plus d'énergie et de robustesse que dans tous les muscles du monde.

Ces dernières heures ont été tellement éprouvantes que le simple fait de respirer m'épuise. L'un des internes, que les autres appellent Éric, s'approche de moi, prend ma main et penche son visage vers le mien. Lui aussi a le sourire des forts. Et un regard dans lequel on peut se noyer en toute confiance.

– On va compter, me dit-il. Jusqu'à dix. En respirant le plus longuement possible.

Je n'ai pas la force de lui répondre. Je fais oui de la tête.

Un, deux, trois, quatre... C'est inutile. Je n'en peux plus. Je n'y arriverai jamais. Ma tête retombe en arrière. Seul existe mon ventre en feu. Je ne sens plus mes jambes engourdies dans les étriers.

– On recommence, me glisse Éric très près de l'oreille. Voix douce et autoritaire à la fois. A l'entendre, une image inattendue, apaisante et lumineuse, traverse soudain l'obscurité brûlante de ma souffrance. Il me semble que cette voix tend la main vers la vie qui va naître...

Un, deux, trois, quatre, cinq... Je pousse. Mes pauvres poumons sont à bout. Ils vont céder... Six..., sept...

– Je vois la tête, crie la sage-femme.

Huit... Non. C'est impossible. Ma tête repart à la renverse comme disloquée de mon cou. Une enclume énorme et invisible m'opprime la poitrine. Mon intimité se déchire...

– Il faut tenir, poursuit la sage-femme, sinon le bébé va souffrir.

Ces mots... Ils ont sonné en moi, au milieu de cette déroute meurtrière que vivait la moindre de mes fibres à cet instant, comme le roulement du dernier tambour. Tout mais pas ça ! Je t'ai voulu, mon enfant, j'ai lutté pour que tu aies une chance de voir la vie. Quitte à perdre la mienne, tu naîtras !

La paume d'Éric dans la mienne s'est fait plus pressante. Sa voix décompte de nouveau.

Un, deux, trois...

Je ne sens plus mes poumons, mon ventre ni la chair lacérée sous l'effort. Il n'y a plus que mon bébé qui va exister, qui existe. Quelques secondes ou une éternité, moi je ne suis plus...

– Ça y est ! s'écrie la petite sage-femme.

A cet instant, toute douleur a cessé. Un autre cri, comme je n'en avais jamais entendu auparavant. Faible et rauque d'abord, puis plus long, délié comme une aile sonore se dépliant. L'air de ce monde entrant pour la première fois dans la poitrine d'une petite vie que j'avais créée, moi, en moi, par moi... Instant fabuleux, inouï, viscéral. Instant unique et miracle de la maternité.

Je suis mère ! Mais avant tout, je hurle.

– Est-ce que tout est normal ? Est-ce qu'il a tout ?

– C'est un garçon ! répond joyeusement la sage-femme.

Bien sûr qu'il est normal. Mon angoisse aura été de courte durée. On le pose avec précaution sur mon ventre.

Éric m'explique que ça n'a pas été facile pour lui non plus. Surtout que je ne m'affole pas. Il est encore un peu rouge, vaguement fripé... Quelques jours là-dessus et ça va s'arranger.

Moi, je ne trouve pas. Il est beau! C'est mon fils! Tiens, à ce propos, c'est un comble! Je n'ai pas de prénom pour lui. Enfin, j'hésite entre plusieurs. Maintenant qu'il est là, il faut se décider.

Eddy.

Je l'appellerai Eddy.

Mon enfant. Mon amour.

Je n'arrive pas à m'y faire. Il est né. Il me faut des heures pour prendre pleinement conscience de cette fantastique réalité. Les problèmes, et il y en a, que mon accouchement difficile a provoqués, c'est secondaire. Pour le moment, il n'y a que lui qui compte.

On l'a installé près de moi, dans un petit berceau tout blanc. Petit bout minuscule qui tient toute la place. Quand tout est calme, j'écoute sa respiration ténue, régulière et soyeuse qui me rappelle sans cesse son existence à mes côtés. Il est encore un peu moi-même. Et en même temps, il vit à part entière. Je me surprends à inspirer et à expirer à son rythme.

C'est idiot, certainement. Mais j'ai l'impression que ce réflexe secret et involontaire apaise les douleurs que je ressens bien plus que toutes les piqûres et tous les comprimés dont on me gave.

La mise au monde d'Eddy m'a brisée, déchiquetée, enflammée jusqu'à la moindre parcelle de moi-même. Placenta qui ne se décollait pas, déchirements musculaires, troubles de toutes sortes... Et cette atroce soif que rien ne parvient à étancher.

Et puis c'était à parier. Ils veulent toujours me faire maigrir. Si cela s'est aussi mal passé, c'est à cause de toute cette graisse. C'est vrai que, d'après eux, si j'avais été plus mince, les choses auraient été moins dramatiques.

Et ce n'est pas fini ! Mes jambes me font subir le martyre. Je risque l'hémorragie. A chaque fois que l'on me désinfecte avec de l'éther, il me semble qu'on me branche sur dix mille volts !

L'autre soir, l'infirmière, ne sachant plus que faire, a imbibé une compresse d'eau froide pour me rafraîchir le visage. J'avais les lèvres tellement sèches et tellement douloureuses que j'ai mordu à pleines dents le morceau d'ouate pour en tirer tout le soulagement que je pouvais. Une bête altérée, déshydratée dans un désert sans fin de feu et de poussière...

Et tous leurs trucs stupides par là-dessus !

Mes chairs intimes déchirées par la difficile sortie d'Eddy, recousues, refusent de sécher. Un gynéco de passage ne s'est-il pas génialement avisé que je devrais utiliser un séchoir électrique pour hâter le processus. Et puis quoi encore !

C'est l'hiver. Dehors, il fait un froid de loup. Ça ne m'empêche pas de passer la nuit fenêtre grande ouverte, nue sur mon lit, les jambes écartées... Je me dis qu'ainsi la cicatrisation s'effectuera mieux et plus vite. Moi non plus, je ne fais pas preuve d'une intelligence spectaculaire !

La nourriture me dégoûte. Pendant les quatre jours qui suivent la naissance, j'ai beau me forcer, je ne parviens pas à ingurgiter quoi que ce soit. Ma tension tombe à neuf. Personne ne s'en préoccupe.

En revanche, c'est le moment que choisit le gynéco, toujours aussi brillant, pour me proposer de monter dans le service nutrition de l'hôpital.

– On va vous prendre en main ! Faire fondre cet amas de graisse superflue qui vous a créé tous ces ennuis. Un bon régime et...

Il n'a pas le temps de finir sa phrase. Je lui cloue le bec avant. Un refus net et catégorique. Pas vraiment courtois, au point que j'hésite à me souvenir des mots précis que j'ai employés pour le lui signifier ! Leurs palinodies, leurs décisions pontifiantes prises sans consulter la principale intéressée, j'en ai par-dessus la cellulite !

Mon enfant, est-ce que je l'ai ou non mis au monde ? Obèse ou pas, je l'ai fait. Il est normal. Une grosse, une trop grosse peut donner la vie. Je l'ai prouvé, non ! Les problèmes, les éventuelles séquelles ? Peu m'importe. J'ai en moi la force de faire face désormais.

Eddy est là, bien vivant, bien portant, preuve entre les preuves. Le fruit de l'obèse, messieurs, vous fait un formidable pied de nez. Et selon la formule consacrée dans les faire-part, sa mère va bien dans l'ensemble et s'associe à sa satisfaction d'avoir fait mentir vos préjugés !

Ses rougeurs ont disparu en quelques jours. La peau de son visage s'est merveilleusement défripée. C'est un bel enfant, sans restriction. Je voudrais crier sa venue au monde entier.

Je parle à voix très basse à ma petite boule blonde qui dort près de moi. Mon amour... mon but... Nous avons tous les deux gagné envers et contre tous. Tu n'aurais pas dû naître. « Mon corps, combien l'ont dit, n'était pas un corps de mère. » Un amas d'excréments, tout au plus...

Il t'a donné la vie, ce corps objet de mépris et de dégoût. Il se battra pour toi à l'avenir comme il s'est battu pour t'ouvrir les portes de la lumière. Il ne sera plus jamais le même depuis ta venue.

C'est un enfant en pleine santé et une mère affaiblie, certes, qui sont sortis de la maternité.

Un soleil doux brillait dans un ciel qui avait la paleur d'un vieil argent, je m'en souviens. Nous n'avons pas eu froid. Moi, j'avais assez d'énergie pour affronter n'importe quel hiver. Toi, je t'avais blotti dans un douillet nid d'ange que j'avais amoureusement cousu à ton attention.

Tu as ouvert les yeux sur le monde extérieur. Tu as

souri. De ce sourire très doux et un peu secret qui est toujours le tien bien des années plus tard lorsque tu es heureux.

Je n'oublierai jamais.

Au nom de tous les deux, j'ai dit à toute la terre, à tous les hivers, à tous les obstacles qui se dresseraient sur notre chemin de bien se tenir.

Eddy, notre vie à nous commence!

On ne fait pas un enfant tout seul.

C'est la formule consacrée, n'est-ce pas ? L'expression même de ce qu'on appelle communément le bon sens, la sagesse populaire profonde. Eh bien, dans mon cas très précis, ce genre de lieu commun est parfaitement mensonger.

Hors l'instant fugitif d'un rapport sexuel qui ne m'a pas laissé un souvenir impérissable, Alain a brillé par son absence auprès d'Eddy.

Si je n'ai fait aucune allusion à sa présence à mes côtés lors de la douloureuse venue au monde de mon fils, c'est qu'il était, son père, à des lieues de nous, aussi bien physiquement que dans sa tête.

Il est passé, juste après l'accouchement. Il ne lui était guère possible de faire autrement, démarches administratives obligent.

– Il est beau, hein ? j'ai dit dans un souffle attendri.

Toutes les mères disent cela, je le sais bien. Eddy était rouge, fripé. Était-ce une raison pour me répondre avec une grimace dubitative, entre indifférence et presque dégoût ? C'était notre fils. Sa naissance n'avait guère eu l'air de le préoccuper jusque-là. Je me leurrais. Je mettais ce peu d'intérêt sur la réserve et les inhibitions du personnage. Mais maintenant qu'il était né et on ne peut plus présent...

Eddy, comme beaucoup de bébés, a fait un ictère à quarante-huit heures de là. J'ai eu droit à une réflexion terrible.

– Je suis en droit de demander si c'est bien mon fils, a simplement commenté Alain.

Je me tais. J'encaisse. Entre nous, la lampe est brisée et ce n'est pas d'aujourd'hui. Nous vivons côte à côte. Me trompe-t-il, comme avec cette fille du dancing entre deux tournées ? Je l'ignore. Je ne veux pas le savoir.

Au début, j'ai souffert atrocement de son infidélité. Et puis le temps, remède suprême, a fait son œuvre. Au lit, nous nous tournons le dos, pareils à ces vieux couples chez lesquels l'habitude, les petites mesquineries et les vieilles rancœurs ont grignoté toute tendresse.

Je culpabilise. Je me dis que ça ne doit pas être facile d'aimer une grosse. Les réflexions stupides à tout va des copains. Les sourires vicieux. Je ne lui en veux pas vraiment. La vie m'a appris à pardonner dans les grandes largeurs. Mais ce n'est tout de même pas facile. Et ce le sera encore bien moins pour mon petit Eddy.

En attendant, c'est un super bébé. Peau de lait, comme moi, et de délicieux petits yeux tout noirs, perles de nuit. Il se porte bien et, de mon côté, je fais tout pour être la meilleure mère possible.

Bien entendu, j'ai souhaité le nourrir. Cela s'est avéré irréalisable. Encore une idée toute faite qui s'écroule ! Une grosse poitrine, des seins énormes ne sont pas synonymes de lait à profusion. Dans mon cas, ce serait plutôt le contraire. Bébé réclame à corps et à cris le nectar épais et onctueux auquel il estime avoir droit. Je n'ai pour lui que quelques gouttes d'un pauvre liquide transparent, blanchâtre, presque translucide...

Il a faim. Son caractère s'en ressent. Cette colère

muette dans les perles noires de ses yeux, cette première injustice de la vie qu'il éprouve sans comprendre, mon dieu, cela me rappelle quelque chose!

Dépitée, rageuse, je suis une louve inquiète. Une femme meurtrie par la vie, délaissée par l'homme en qui elle avait mis toute sa confiance, privée pour finir de cette osmose tellement fondamentale qui passe du sein de la mère à la bouche de son nouveau-né.

C'était idiot, Eddy! Mon lait inexistant, on l'a remplacé par des compléments divers, de gros biberons à la tétine délicieusement parfumée au bon miel de pays. Maman, chez laquelle tu as vécu tes premiers jours, s'est mise en mille pour toi. C'est de ce temps, je le sais, que datent les rapports privilégiés qui vous lient, elle, toi et mon père... Derrière ses longs regards taciturnes, ses gestes d'homme un peu gauches mais tellement aimants, il y avait des éternités d'amour pour toi.

Moi, ta mère...

J'apprends à l'être, une mère. Je découvre les gestes séculaires pour te langer, te bercer, te consoler. La nuit, je ne dors même pas d'un œil! Le moindre bruit, le moindre effleurement de tissu en provenance de ton couffin, me font bondir à ton chevet. J'ai peur que tu t'étouffes. J'ai lu des histoires horribles à ce sujet dans la presse. Je ne me rendors plus de crainte que tu aies besoin de moi. Le chaud, le froid, tout, rien, le reste..., je tremble pour ta jeune vie qui éclôt.

En dépit de l'angoisse, ces premiers temps ont été fabuleux. Je n'en revivrai sans doute jamais de semblables. Être mère, c'est un absolu, un paroxysme. Je te le dois, mon fils.

C'est plus tard, à quelques mois de ces instants indicibles, que tout a basculé.

Pour cinq ans.

Il y a eu, pour commencer, le retour des maux

d'estomac consécutifs à mon régime catastrophe. La pieuvre d'acier a fait de nouveau son nid douloureux dans mon ventre. Élancements, brûlures interminables, nausées qui mettent mon corps à bout... Les médecins n'y comprennent rien. Aucun médicament, aucun traitement n'agit.

Loin de régresser ou même de se stabiliser, mon poids augmente dans des proportions inimaginables. Je dépasse les cent soixante kilos! C'est venu sans que j'y prenne garde. En moi, un ennemi inconnu a fabriqué clandestinement de la graisse, encore plus, toujours plus, à mon insu.

Je mange pourtant normalement, je le jure. Mais chaque atome de la nourriture que j'ingère participe en moi à une alchimie démente qui en surmultiplie les effets néfastes. C'est l'anarchie, la guerre totale, dans mon pauvre corps.

Puisqu'un nutritionniste ne sera jamais en mesure d'apporter une explication à ce terrifiant phénomène, quel psychologue, quel spécialiste de l'âme humaine, trouvera la solution ?

Je n'ai que ma misérable expérience à mettre en avant. Cette hystérie des cellules, pour moi, c'est ce que j'appelle *le poids de la mort.* Toutes les claques du passé, les injures, le mépris, la frustration, le passif et le négatif d'une vie contrecarrée depuis la plus tendre enfance..., cela construit, je pense, fibre à fibre, une sorte de cercueil, de néant adipeux... Faire de la graisse n'est pas une vaine formule.

Dans cette déchéance, mes rapports avec mon mari ont été évidemment pour quelque chose. Que toute sexualité entre nous ait à peu près disparu est significatif mais secondaire. Pas son attitude envers notre fils.

Il se lève, il se couche, il part au travail, il mange... Nous ne semblons pas exister, Eddy et moi. A quoi pense-t-il ? Quels rêves le traversent ? Nous ne saurons jamais si l'avenir de notre enfant le préoccupe. S'il a des projets pour lui. S'il l'aime simplement ou non.

Le hait-il ? Est-il importuné par sa minuscule présence ? Même pas. Et pourtant je préférerais encore cela. Une position nette, tranchée. Cette indifférence de glace est pire que tout.

Au-dehors, le reste du monde, mes parents mis à part, se ligue contre moi.

La grosse. L'énorme. Le monstre.

Ce jeudi après-midi, nous profitons des heures de liberté d'Alain pour faire nos courses à l'hypermarché voisin. C'est un moment creux. Il n'y a pas trop de monde. Je me supporte tellement mal que je choisis toujours désormais ces heures-là pour sortir et me montrer en public.

Elle a une cinquantaine d'années, peut-être moins. Je ne la connais pas. Une petite bonne femme d'apparence anodine comme il en existe des milliers. Un peu empâtée. On sent le bourrelet sous la robe à grosses fleurs. Le genre qui doit lutter pour garder la forme. Et qui ne pardonne pas à celles qui se laissent aller...

Que lui ai-je fait ? Je suis calmement en train de mettre des yaourts et des petits pots pour Eddy dans mon caddie. Alain a disparu dans une allée parallèle.

– Qu'est-ce que c'est que ce gros tas ?

Elle est trop loin, une bonne dizaine de mètres, pour que sa voix porte jusqu'à moi. D'ailleurs, cette phrase, elle l'a sifflée entre ses lèvres. Mais je l'ai entendue, cette vipère ! Son geste de la main vers le bras de son mari pour chercher son assentiment. Son regard chargé de fiel et de méchanceté. Son rictus...

Elle a les yeux fixés sur moi.

– Laisse tomber, doit lui dire son bonhomme en essayant de la tirer plus loin.

Elle n'en a pas l'intention. C'est sa revanche. Sa

récréation. Sa récompense du martyre qu'elle se fait subir en se privant de gâteaux, de plats en sauce ou de je ne sais quelle nourriture stigmatisée par la diététique.

Un autre jour, j'aurais fui. Je serais rentrée chez moi pour me cacher. M'ensevelir loin de ces yeux réprobateurs. J'ai senti dans ma salive l'amertume qui monte en de pareilles circonstances. Un goût amer. Une invasion de poison saumâtre... Mais cette fois, au lieu de céder le terrain, surprise, estomaquée moi-même par mon comportement, j'ai fait face.

La méchanceté de cette mégère m'a cueillie de plein fouet. Un pas en avant, presque malgré moi. Un autre. C'étaient les plus durs. Maintenant je me dirige vers elle, prête à lui demander des comptes. Pire, à exiger des excuses, à la frapper s'il le faut. Je la provoque des yeux, du bout des lèvres.

– Vas-y, je t'attends! Allons, va jusqu'au bout de ta méchanceté, de ta bêtise! Je suis trop grosse. Je te gêne. Eh bien, balaie-moi de ton chemin. Si tu l'oses!

Elle s'est figée. Elle cherche un soutien du côté du mari. En vain. Le petit bonhomme insignifiant dont elle partage la vie se tait. Il voudrait être sans doute à des kilomètres de là. Il quête, effaré, une porte de sortie à cette situation pénible et saugrenue.

La tardasse est trop mauvaise pour reculer. Notre face à face dure une bonne minute. J'ai conscience de la provoquer par toute mon attitude. Elle hésite. Me battre comme plâtre. M'écraser comme un gros ver ruant, voilà ce qu'elle souhaite. Il y a du meurtre dans ses prunelles jaunâtres.

Je soutiens cette haine. Je suis, tout autant qu'elle, capable en ce moment précis de tuer. Elle le sent. Rougit avec violence. Puis, sans un mot, tourne les talons, tirée en arrière par le mari effrayé.

J'ai gagné.

Pauvre victoire. Sinistre défaite, oui ! Réaction ultime, frontière absolue du dernier désespoir. Cette situation de l'obèse exclue, indésirable, je la vis de nouveau depuis quelques mois à des dizaines d'exemplaires.

Dans les transports en commun. J'y tiens sans doute trop de place. Dans les grands magasins. On vient y faire le plein de calories interdites et l'on se défoule de ses complexes, de sa lâcheté à l'égard de la nourriture sur ceux et celles qui montrent au grand jour ce qu'on ne voudrait pas être. Un bouc émissaire, je le suis aussi dans la rue, au cinéma, partout. Souffre-douleur. Graisse, volume, surface, hypertrophie, c'est idéal comme punching-ball.

On ne s'attaque pas aux maigres. On les plaint. A coup sûr, ils sont malades. Leur substance est mangée de l'intérieur.

Les gros, au contraire, ont trop de vie dans leur peau distendue. Ils volent celle des autres, c'est évident. Ils sont une insulte à la normalité.

La mégère du supermarché, les autres..., autant de révélateurs à cette époque fatale.

Au sens photographique du terme. Peu à peu, tout au long de je ne sais quelle chimie de la déprime et du non-être, l'univers qui m'entoure finit par ne plus m'apparaître qu'en négatif.

Ou bien est-ce moi qui suis devenue fantôme ?

Cela a dû être lent, insensible, feutré. J'aurais réagi sinon, il me semble. Comment peut-on devenir légume sans au moins un sursaut, un mouvement de révolte ?

Brel a écrit une chanson terrible : *Les Vieux*. « Ils vont, dit-il, du lit à leur fauteuil et du fauteuil au lit. Ils s'endorment un jour et dorment trop longtemps... » C'était moi. J'avais soudain vieilli. Non pas physiquement. Au cœur, au mental, à l'être intime et profond.

Je ne sors plus.

A quoi bon si c'est pour renvoyer perpétuellement l'image d'une intouchable. Prendre des coups gratuits. Encaisser sans cesse des ondes maléfiques de méchanceté pure. Faire peur, d'une certaine manière.

Un gosse qui parle à peine et qui tire sur le bras de sa mère, les yeux exorbités d'avoir rencontré dans leur champ de vision une monstruosité pareille. Il a déja bien appris sa leçon.

Des types qui parient sur mon poids. J'en ai vu d'assez gonflés ou d'assez soûls oser venir vérifier qu'ils n'avaient pas trop mal deviné.

Je ne sors plus.

L'appartement dans lequel je me calfeutre devient tombeau. Je m'inhume entre ses murs. Sans désir. Sans amour. Sans joie mais sans chagrin non plus. Enveloppe vide. Dieu lui-même est mort. Depuis mon enfance, j'ai toujours prié. Maintenant les mots ne viennent plus. Prier, c'est espérer encore si peu que ce soit... Je n'attends rien. Ils m'ont tuée.

D'autres parias ont-ils connu cet état de prostration dernière ? Gros, grosses, handicapés de toutes sortes, maudits... Eux savent que, de ces mois, de ces années de néant pur, il n'y a rien à dire. Une morte n'a pas d'aventure. Elle ne rêve même plus.

Le matin, je me lève. Mécanique. Automate énorme qui n'a besoin ni de réveil ni de projet pour la journée qui s'annonce. Je fais des gestes appris depuis l'éternité. Ma toilette. Mon petit déjeuner. Nourrir et soigner Eddy.

Même ce fils tant voulu, tant aimé, cet enfant qui me sourit, babille, grandit, je le sens loin, si loin. Je m'occupe de lui. Il est propre. Il mange bien. Extérieurement on ne peut rien me reprocher.

Mais suis-je toujours sa mère ? C'est comme s'*ils* m'avaient déchue de ma propre maternité. J'ai parfois l'horrible sensation qu'il ne m'appartient plus. Il faut que je plonge longuement dans ses yeux rieurs pour retrouver une petite lumière à mes ténèbres, mais faible, si faible... Alors je tends la main vers elle et je me mets à pleurer.

J'allume la télé. Quelle heure peut-il être ? 10 heures du matin peut-être, 11 au maximum. La pendule ne m'intéresse pas. Je reste à fixer la mire sur l'écran, stupidement hypnotisée par cet œil cathodique, abêtie, abrutie jusqu'à l'ouverture des programmes.

On sonne. Ma mère.

– Comment vas-tu ?

– Bien.

– Et notre petit homme ?

– Bien aussi, je pense...

Je m'entends répondre. Je me vois lui parler. La conduire jusqu'à la chambre d'Eddy. Lui préparer du café. Il y a deux Anne. Un amas de graisse adipeuse qui se balade comme un gros robot flasque dans l'appartement. Une autre qui l'écoute, l'observe, même pas surprise de ce dédoublement cotonneux.

C'est tellement parfait que personne n'y prend garde. Même maman, qui me connaît pourtant si bien, est dupe. Il ne me vient même pas à l'idée de la détromper. Pourquoi faire ? Qu'y pourrait-elle ? Pour trouver une solution il faudrait que je puisse retourner dans son ventre. Recommencer normalement. Sans kilos, ni graisse.

Je n'ai plus honte de toute cette chair inutile. Je suis la seule à qui je doive rendre des comptes. Et cela ne me fait plus rien. Rien. On emploie ce mot à tout bout de champ. A tort et à travers. Pour moi, ça veut désormais dire quelque chose, rien.

Suprême fuite. Négation parfaite de tout ce qui m'atteignait auparavant. Vide exclusif. C'est vaste ? C'est étroit ?

Je n'en sais rien. Si j'avais eu les mots et la conscience de le définir, ça n'aurait déjà pas été aussi abyssal.

Dehors il pleut. Il fait beau. Il vente. Il neige. Fourmis énormes, d'une autre espèce, des passants glissent dans la rue en bas. Une sorte d'ouate atténue tous les bruits. Toute ma graisse, si ça se trouve, qui fait écran...

– Je prends à 5 heures demain à la poste.

Ça veut dire : « N'oublie pas de monter le réveil et de me préparer mon déjeuner. » J'ai machinalement traduit. L'habitude.

Il pousse un soupir. Pendant ces cinq ans de léthargie, Alain ne m'a pas touchée une seule fois. Pas même un baiser.

Les meubles, les objets de la maison. C'est terrifiant, les choses, quand on prend conscience de leur non-vivre. Et quand soi-même on est réduite à ce même état. Leur immobilité se fait menaçante. Leur silence devient hurlement.

Une poupée sur un divan porte soudain dans ses yeux de porcelaine vides toute la cruauté de l'humanité. Cet innocent ourson de peluche gagné dans une ancienne fête foraine... Stupide, sarcastique, débile avec ses oreilles inégales et ses grosses cuisses entrouvertes, impudiques...

– Disparais ! Va-t'en !

J'ai crié. Est-ce que je deviens folle ? Cette boule de son et de tissu innocente, désuète, ne m'a rien fait.

– Je ne veux plus te voir !

Me lever du lit sur lequel je tue le temps, inactive. Le saisir, cet idiot d'ours. Le jeter par la fenêtre... Je ne bouge pas. Ce n'est plus à lui que je m'adresse. C'est à l'image de cette monstrueuse femme que me renvoie la glace de la penderie.

Même les miroirs, eux surtout puisqu'ils sont mes yeux transposés, me condamnent.

Impossible ! Ce corps n'est pas mon corps.

Il ne m'appartient pas ! Je ne vis pas en lui. Quand je l'habitais encore un peu, il ne pouvait me conduire qu'à l'échec. Face à lui, les autres réagissaient par le sarcasme, l'exclusion, le dégoût. Ils cherchaient à le normaliser. Cures. Régimes. Traitements. Entre leurs mains, il n'était qu'un ludion informe et sans âme.

Après des mois de torpeur, une curieuse lucidité commence à se faire jour en moi. Deux ans, trois ans après, cela paraît impossible mais je ne saurais le dire.

J'étais devenue chrysalide. Un papillon naissait. Ce fut beau et terrible comme tous les enfantements. Après mon fils, j'accouchais de moi-même.

J'ai commencé par hurler.

L'ours en peluche.

Mon image dans le miroir.

Ce matin-là, heureusement qu'Alain était déjà parti pour son travail. Je m'étais rendormie. Cela m'arrivait de plus en plus souvent. Mais au lieu d'un sommeil lourd, moite et pareil à de la mort épaisse, c'était un assoupissement léger. Et, pour la première fois depuis longtemps, je rêvais.

Un cauchemar mais un rêve quand même. Vivre, c'est aussi recommencer à souffrir.

J'errais dans une cathédrale éclatée. Mes yeux, mes doigts avaient beau tenter de reconstituer murs, voûtes, nefs ou vitraux, c'était impossible. Je me blessais sans fin les membres à vouloir recoller les morceaux d'un prisme maudit qui m'échappait sans cesse.

Et j'étais prisonnière de cet effroyable chaos.

– Je suis là ! Entendez-moi ! j'ai crié aux étoiles qui m'observaient cruellement à travers les voûtes crevées.

C'est ma voix qui m'a réveillée. Ou celle du destin. J'avais vraiment hurlé. Eddy, effrayé, pleurait dans sa chambre. Au pied du lit, ma chienne Ubelle me fixait sans comprendre, l'air terrorisé.

J'ai d'abord rassuré mon fils. Je crois qu'il a compris avant moi le changement qui venait de s'opérer. Il a souri très vite. Ses petites mains sur mon cou avaient je ne sais quelle douceur veloutée et inhabituelle.

Il a retrouvé très vite, rasséréné, son sommeil interrompu. Je suis revenue par le salon.

Et j'ai décroché le téléphone.

– J'écoute...

La voix est douce, posée, patiente.

Une de ces voix à la tessiture suave et solide à la fois. Elles sont rares en ce monde, les voix qui tendent la main, qui portent un cœur au bout des mots.

Je ne la connais pas. Je ne verrai jamais le visage qui se cache derrière, au bout de la ligne. Tout ce que je sens depuis mon internement volontaire et glacé, c'est qu'elle m'écoute. Je ne parle plus à des fantômes, qu'il s'agisse de moi-même ou de tous ceux qui n'ont jamais fait que semblant de me prêter l'oreille jusqu'alors.

Cette voix, c'est le déclic.

Sans raison aucune, je me mets à parler, parler, parler encore. Ce n'est pas une confession. C'est un barrage qui se rompt. Un raz de marée qui balaie des années de vide et de silence.

Soulagement. Sensation de vomir comme on rejette une éternité de nourritures pestilentielles, de poisons, de denrées avariées.

Je vidange mon ordure. A mon insu, durant ces mois d'enfermement, mon ancienne carcasse s'est disloquée. J'élimine. Je balaie dans mes ruines. La nouvelle Anne ne sait pas encore vraiment qu'elle est en train de naître. C'est une sorte de processus réflexe qui est en cours.

Je dis tout. Mon enfance. L'école et la médecine qui détruisent. Le désert affectif de mes années d'adolescence. Mon mari. Mon enfant aussi.

– Vous avez bien fait de m'appeler. Vous êtes toujours la bienvenue.

La voix anonyme, c'est S.O.S.-Amitié. J'ai formé le numéro, tout à l'heure, au sortir de ma chambre, sans croire ni douter. Je l'avais machinalement noté je ne sais plus où, par hasard. Enfin peut-être pas. J'ai tellement fait de gestes dépersonnalisés, durant tous ces mois de vide absolu, qu'il fallait bien que l'un d'entre eux soit dicté par le destin.

Le combiné raccroché, après ce déballage, mes yeux ont naturellement fait le tour de mon univers. Mon appartement. Les meubles et les bibelots avaient soudain, comme par magie, perdu leur hostilité à mon égard.

L'envie de mettre un disque sur la chaîne stéréo silencieuse depuis un siècle m'est venue naturellement à l'esprit. C'est curieux, tonique, un peu inquiétant tout de même cette sensation d'éprouver de nouveau un désir. De réapprendre à vivre au niveau des choses les plus insignifiantes.

J'ai mis *Quand on n'a que l'amour*. Brel, toujours lui. J'ai pleuré, moi qui avais oublié jusqu'au goût des larmes quand elles descendent au coin des lèvres et que leur sel bienfaiteur fait battre le cœur juste un peu plus vite.

La pile de magazines que je n'ouvre plus, mes livres ensommeillés dans la petite bibliothèque murale... J'ai longtemps regardé un jeune couple s'embrasser dans *Nous Deux*. Ça ne me gênait plus qu'ils soient beaux et heureux. Au contraire.

Puis j'ai eu faim sans complexe. A midi, nous avons déjeuné tous les deux, avec Eddy. Jambon, purée, compote. Un menu de bébé. Nous étions deux, après tout, à démarrer dans la vie.

J'ai regardé par la fenêtre. Il ne faisait ni beau ni moche. L'automne pourrissait. Tôt, cette année-là, nous n'étions qu'en septembre.

Cela m'a rappelé que mon fils devait rentrer dans moins d'une quinzaine à la maternelle. J'ai eu peur soudain. Ma maison, mon univers familier, ils m'acceptaient de nouveau. Mais l'extérieur, les autres... jamais je ne parviendrais à les affronter.

J'y suis parvenue.

Non sans peine. Jusqu'à la date fatidique où il m'a bien fallu conduire mon fils à sa première petite école, j'ai vécu un véritable calvaire. Tantôt je me sentais pleine de courage, persuadée de vaincre. Tantôt je ressombrais dans mes paniques.

Le matin de la rentrée, j'ai préparé Eddy. J'ai mis tout mon cœur dans mes gestes de mère. Son bain. L'habiller. Le coiffer. Rectifier mille fois un détail qui me chiffonnait dans sa tenue. Je ne devais pas penser. Mon estomac était tordu de spasmes. J'ai dû vomir le café noir que j'avais bu. Nausée et folle angoisse, c'était le retour de l'amertume d'un corps qui ne se supportait pas.

Ce corps hypertrophié, mes yeux l'ont rencontré dans le miroir de la chambre où je suis entrée pour m'apprêter à mon tour. C'était trop. je ne pouvais pas. Je ne pourrai jamais. Je m'effondrerai en route. On m'effondrera. Je n'irai pas.

La porte s'est ouverte. Fin prêt, guilleret pour vaincre sa propre petite angoisse d'affronter pour la première fois le monde des grands, Eddy est entré.

– Tu viens, maman, on va être en retard !

Il a mis sa main dans la mienne, toute petite, mais tellement chaude, tellement confiante. Nous avons tous les deux descendu l'escalier de l'immeuble, remonté la rue, gagné l'école. C'est lui qui m'a conduite. J'avançais comme dans un rêve, du brouillard dans la tête et du coton à la place des jambes. Lui se taisait à mes côtés. Cela m'a surprise. Avait-il, ce matin-là, conscience d'être ma canne blanche ?

Dans le hall, c'était le brouhaha des jours de rentrée. Il y a certainement eu des gens, mères ou gamins déjà conditionnés, qui m'ont trouvée trop grosse, encombrante, impudique, que sais-je encore... Je ne suis pas dans leur tête et tous les jours je m'en félicite un peu plus.

Ces gens-là, je ne les ai pas vus. J'ai embrassé Eddy avant de le quitter. Il avait son petit sourire secret et tendre qui signifie :

– Ne te fais pas de souci. Ça ira. Je serai courageux. Je suis grand, maman.

Et aussi une minuscule larme au coin de ses yeux noirs. Mais c'est de rigueur un jour de première rentrée, non ?

C'est moi qui chialait au retour.

On a dû se retourner sur mon passage. Une grosse, encore une fois, ne pleure pas. Je n'ai rien vu. Parce que ce n'était ni de la tristesse ni du dépit. Je pleurais, à verse, en torrents, comme j'avais parlé en avalanche à mon téléphone, l'autre jour. Je faisais le ménage.

Il a fallu encore bien longtemps pour que la cathédrale éclatée de mon rêve retrouve ses assises. De semaine en semaine, de mois en mois, une lente reconstruction a commencé.

Je pèse plus que cent soixante kilos.

C'est trop. Beaucoup trop.

Me convaincre tout d'abord que je ne serai jamais mince, dans les normes. Je ne suis pas faite pour ça. S.O.S.-Amitié, un médecin enfin foncièrement humain que je suis allée consulter, mon propre instinct..., tout m'incite à le penser.

Mon vrai corps, mon corps de grosse, a un seuil qu'il ne doit pas franchir ni en dessus ni en dessous. Je le fixe à cent trente kilos. Pourquoi ce chiffre ? Je suis incapable de l'expliquer. Je le sais désormais, c'est tout. Dans ce domaine, j'ai acquis la conviction que personne ne peut décider pour personne.

On habite l'enveloppe que l'on a choisie, acceptée. Quand cette règle sera comprise, on aura fait les trois quarts du chemin !

Régime.

En dépit des réflexions sordides de mon mari, je mangeais normalement pendant ma période de mort vive. Mal, sans doute, et le désespoir aux tripes. En équilibrant ma nourriture, un peu d'exercice à la clé, ils fondent comme neige au soleil, ces trente kilos de graisse et de dérive superflus.

Alain n'a rien vu. Il s'en moque comme de sa première sacoche postale. Entre nous, ce sont silences, non-dits acides, au mieux rares propos mesquins. Je l'entreprends un soir que nous dînons tristement face à face.

– Je vais prendre des cours de secrétariat médical.

– Pardon ?

– Je dis que je vais prendre des cours de secrétariat médical. C'est clair, non ?

Il reste un moment sans voix. Voilà que moi, le légume, je me réveille ! Manquait plus que ça !

– Si t'as de l'énergie en trop, tu ferais mieux de chercher du travail. On ne roule pas sur l'or, au cas où tu t'en serais pas rendu compte !

Il ponctue sa phrase d'un ricanement bref dont je saisis toute l'ironie. Alain est persuadé depuis une sacrée paye qu'on n'est pas près de m'en donner, du travail. L'expérience du centre des gosses caractériels a suffi. Une grosse n'a sa place nulle part.

Je lui tiens tête.

– Que tu le veuilles ou non, je les prendrai, ces cours!

Il repousse son assiette, hausse les épaules et s'en va dormir.

Le lendemain, je me suis inscrite à mes cours.

Ma longue léthargie, mes angoisses n'ont heureusement pas émoussé ma mémoire et mes capacités intellectuelles. Ce que j'ai appris dans le passé est intact en moi. Les nouvelles connaissances que j'acquiers me passionnent. En un an de scolarité, j'ai mon diplôme en poche.

Et je vais de mieux en mieux.

Le premier pas franchi, tout est facile. « Un chemin de plusieurs milliers de kilomètres, dit un proverbe chinois, commence toujours par ce premier pas. Après lui, la décision prise, il n'y a plus de raison que l'on s'arrête, plus d'obstacle infranchissable. »

Dans mon cas, c'était un pas vers moi-même plus un autre vers le monde. Et ainsi de suite. Une fois ce seuil dépassé, ce barrage détruit, les choses et les événements se sont précipités.

Je n'ai pas envie de parler longuement de mon divorce. Il n'y avait plus rien depuis longtemps entre Alain et moi. Il était pourtant le compagnon sur lequel j'avais tout misé. Ma jeunesse, ma vie sans partage, notre fils.

Nous nous étions trompés. La triste aventure de notre existence commune s'est officiellement arrêtée dans le bureau d'un juge impersonnel et pressé. Cela arrive à tant d'autres. Alain m'en voulait. De le quitter surtout, je crois. Il m'en estimait depuis toujours incapable. Il était la bonne âme qui s'était sacrifiée pour une obèse.

J'étais toujours énorme et laide pour les méchants et les idiots, pour lui-même. Dans ma tête, je ne l'étais plus.

Je garde Eddy. Il ne lui a jamais vraiment parlé, juste un peu souri, nourri, promené, embrassé le soir, et quitté.

L'a-t-il aimé ? L'aime-t-il maintenant qu'il est un homme ? Ni moi ni mon fils ne le saurons sans doute jamais. Alain est un mystère. Ou lui aussi, à sa manière, une enveloppe vide.

Cela n'est pas facile pour mes parents d'admettre cette rupture. Dans leur monde, on ne divorce pas. Pourtant, ma mère ne me fait aucun reproche.

– C'est ta vie, m'a-t-elle simplement dit quand les choses ont eu lieu.

Papa n'a pas fait de commentaire, à son habitude. Il a agi. Trouvé un petit appartement pour Eddy et moi à Villeneuve-Saint-Georges. Acheté et installé les meubles qu'il fallait. Et ma vraie vie a commencé.

Ce n'est pas le luxe, mais on est heureux. Notre univers, c'est la banlieue grise, cité et ennui. Des milliers d'êtres qui cohabitent, souffrent, aiment, meurent et s'ignorent. Des murs noirâtres aux graffitis délavés. Des gosses de toutes les couleurs qui traînent déjà au fond de leurs regards creux l'inanité de leur avenir.

Je travaille. Un poste modeste de secrétariat dans une maison de la culture. Je gagne peu, trop peu. Mais j'ai trouvé mon élément vital : le théatre.

Encore le hasard, bien que j'y crois de moins en moins. Au début des années quatre-vingt, des groupes d'animation locale se sont multipliés. On y proposait une foule d'activités artistiques. Je luttais seule dans mon coin pour me restructurer, m'admettre, faire éclater la chrysalide qui emprisonnait le papillon...

Voir du monde. Communiquer. Transmettre à mon tour. Mes conservations avec les voix anonymes de S.O.S.-Amitié, mes propres réflexions, tout m'y incitait. Pourquoi ne pas rejoindre une de ces structures ?

Je suis perdue, gauche, terrifiée au début.

Moi qui me suis cachée si longtemps, tapie jusqu'au plus profond de l'absence, monter sur une scène ! Livrer à tout un parterre ma graisse, mes gestes malhabiles, mes complexes ! Serge, un comédien, n'y va pas par quatre chemins.

– Il le faut, Anne ! Déchire-toi ! Déshabille-toi dans ta tête ! Tu es belle ! Tu le sais ! Montre-le à tous !

Les premiers temps, je fondais de honte. Et puis je crois que c'est d'abord ma voix qui a pris le dessus. J'ai senti vivre en elle, dans ses intonations, ses atermoiements, ses scrupules, le texte que j'avais appris. Quelqu'un d'autre, l'auteur, le personnage, entrait en moi, m'investissait... Je n'avais jamais été aussi bien de ma vie qu'à ces instants !

– Tu es faite pour la comédie, me disait Serge.

J'avais peine à le croire. On jouait Obaldia et d'autres pièces pas vraiment faciles, surtout pour moi dont la culture laissait pas mal à désirer. Le public appréciait. Je crois que je n'ai jamais autant ressenti de satisfaction qu'aux premiers applaudissements qui ont retenti à la fin de la première pièce que j'ai interprétée.

Adieu l'obèse ! C'était Anne, la comédienne, qui buvait par tous les pores la satisfaction des assistants. Je l'avais emporté ! J'avais enfin gagné. Le papillon déployait ses ailes.

Quand on veut, on peut. Je ne dis pas que cela s'est passé sans mal. Mais désormais, le regard meurtrier des imbéciles me laissait de glace. Condamnez-moi des yeux autant que vous le voulez. C'est l'image de votre bêtise que vous condamnez à votre insu. Eh bien oui ! Je pèse cent trente kilos. Peut-être un peu plus. J'en ai besoin pour être vivante. Et maintenant, j'en suis certaine, la vie a raison de toutes les ségrégations de la terre !

Un jour, un copain d'un copain a appelé.

– Ça te dirait de faire un film ?

– T'es dingue ou quoi ?

– Non, c'est sérieux. Tellement sérieux que c'est Gainsbarre qui produit !

Le grand Gainsbourg ! Aurais-je seulement osé imaginer, une minute plus tôt, qu'un tel monument, le *nec plus ultra* de la sophistication artistique de ces cinquante dernières années, pourrait s'intéresser à moi !

– En fait, me précise mon interlocuteur, il recherche une nana ronde. Je suis sûr que tu feras l'affaire. Présente-toi au casting.

A l'agence de production, je suis dans mes petits souliers. Deux autres filles de mon envergure devaient se présenter. Des pros. Alors moi, vous parlez...

La fille chargée du casting, une petite blonde infiniment sécurisante, me rassure.

– Reste cool. Dans le scénario, tu dois courir le long d'un couloir, nue. Serge va te recevoir. Te faire déshabiller. Ne te bile pas. C'est purement professionnel... Ça va marcher, j'en suis persuadée.

On m'introduit dans une immense pièce décorée design, moquette profonde couleur d'acier doux, des tableaux abstraits aux murs... Le maître est assis à un bureau, compulsant des photos.

– Avancez, n'ayez crainte...

La voix très calme met en confiance. Je ne m'attendais pas à un Gainsbourg pareil. Je me dis que certaines images sont chevillées à la réputation. J'en sais quelque chose...

– Déshabillez-vous, s'il vous plaît !

Il m'a jaugée du regard avant de prononcer la phrase que je redoutais. Pas comme une commère supputerait mon poids pour se délecter de mon infortune. Pour voir si je convenais, tout simplement. Rien de vicieux, rien de méchant. On bosse, un point c'est tout ! Joignant le geste à la parole, dans un mouvement de respect qui me décide à lui tout seul, il se retourne sur son fauteuil pivotant pour me laisser en paix ôter mes vêtements.

Ce n'est pas facile.

Tout mon être se révulse à l'idée de me montrer nue, impudiquement grasse. Reviennent dans mon cerveau les terrifiantes séances de strip-tease à l'hôpital devant les aéropages de médicastres avides de cas dans mon genre...

J'ai blêmi. Rougi. Toutes les fibres de l'ancienne obèse se sont portées à la rescousse. J'entendais en moi une voix maudire et ricaner : Va-t'en ! Va te cacher ! Monstre ! Gros tas ! Monceau d'ordures ! »

– Alors, ça vient ? a répondu Gainsbourg à ces mots qu'il ne pouvait pas entendre.

Il n'y avait pas de véritable impatience dans le ton. Tout bonnement, on n'avait pas de temps à perdre.

Mes mains ont agi seules. Elles ont dégrafé ma tunique, enlevé ma jupe, fait tomber mes sous-vêtements. Mon corps se mouvait dans le vide, à part moi. Je me suis entendue balbutier :

– Ça va comme ça ?

Il a fait oui d'un léger mouvement de tête. M'a de nouveau enveloppée des yeux. Posément. Sans insistance qui puisse me gêner.

– O.K., il a dit, c'est parfait. Très bien, mademoiselle, vous avez le rôle.

Je ne sais vraiment pas comment j'ai réussi à me rhabiller et à quitter la pièce. J'étais au comble du bonheur. Plus que l'engagement déjà miraculeux, la scène qui venait de se dérouler comme dans un rêve signifiait une colossale victoire sur mon passé. Elle l'exorcisait littéralement. Elle écrasait sous le poids de l'oubli une vie tout entière de malédiction. Là, j'ai compris une fabuleuse leçon : une comédienne doit s'oublier, être un caméléon. J'ai trouvé ma destinée.

J'ai tourné ce film.

Puis d'autres. La route était tracée. On m'a confié de petits rôles dans des films, des séries...

Un matin de mai, j'entre dans Paris par la porte de Bercy. Devant moi, au feu rouge, ces immenses panneaux publicitaires qui barrent où que ce soit le paysage. J'observe, distraite, je ne sais plus quel appel à la consommation, automobile ou produit de lessive, qu'importe...

Un flash soudain comme la circulation passe au vert! Un jour, je serai là, sur une affiche identique reproduite à travers le pays à des dizaines de milliers d'exemplaires. Je serai là de pied en cap, mes cent trente kilos sur papier glacé. Et belle avec ça!

Trois mois plus tard, le téléphone, toujours lui. L'agence de publicité qui avait en charge le budget des grands magasins Virgin Megastore. Le scénario est identique. On n'est jamais tout à fait sûre de soi, quoi qu'il arrive. Et c'est peut-être mieux ainsi.

– Une grosse, vous plaisantez? C'est un gag.

– Pas du tout. Il faut casser l'image classique, justement. On prend rendez-vous?

Mon inexplicable intuition devant le panneau de Bercy était exacte. Ils ont couvert les murs de mon corps. D'abord pour le lancement du Megastore parisien, sur les Champs-Élysées. Puis pour celui de Marseille. En attendant la dizaine d'autres qui vont s'ouvrir à travers la France.

Une fille énorme, revanche de toutes les obèses qui révulsent tant nos contemporains, est devenue Olympe, symbole générique de la musique, des images, des livres que diffuse la marque.

Et plein de gens m'ont trouvée jolie.

On ne peut pas vivre sans amour.

Ni les gros, ni les maigres, ni personne.

Mon adolescence, comme celle de la grande majorité des handicapés dans mon genre, a été un intolérable sahara du cœur. Ni flirts ni rêves en rose et bleu de jeune fille. Mon entrée dans l'âge adulte a été un fiasco. J'ai repoussé Yvon, le seul être, ou presque, qui m'ait comprise et acceptée en ce temps-là, pour un mariage d'absence et de solitude.

Après...

Sur ce plan-là aussi, mon divorce m'a mise en face de moi-même. De jour en jour, je me fortifiais dans la certitude qu'une grosse pouvait se montrer au grand jour. S'assumer. Trouver sa place dans ce corps rejeté. Mais être aimée ? Susciter le désir d'un homme ? Former avec lui un couple aussi bien affectif que physique ? Vivre l'amour, le vrai, l'unique, en un mot...

J'ai douté et je doute encore.

Dans l'esprit du commun et, à cette époque dans le mien, il existait un préjugé bien ancré : la grosse est anormale jusque dans ses rapports sexuels. Il y a déviation, dépravation à se glisser dans les draps en sa compagnie.

Avec Alain, à bien des titres, je vivais seule. Mais il

constituait tout de même, si opaque soit-il, une présence. Lorsque j'ai emménagé dans l'appartement agencé par mon père à Villeneuve-Saint-Georges, il n'y avait plus rien.

Je ne parle pas de mon fils. J'ai reporté sur lui cette infinie réserve de tendresse que j'avais accumulée en moi sans jamais l'entamer vraiment. Trop peut-être. Ce n'est pas le problème. Il m'a bien fallu remplacer l'amour manquant du père, ses silences, son indifférence...

Chercher l'âme sœur, draguer comme on dit vulgairement, vous n'y songez pas! A part Alain et un vague Jean-Pierre, Yvon venu à moi de lui-même, j'ignorais tout des modes et pratiques de la séduction. Laquelle d'entre nous, énorme, hypertrophiée, dévalorisée, les connaît?

Gagner l'intérêt et le cœur d'un garçon, mettre ce dernier dans son lit, irréalisable! Un vicieux peut-être...

Je n'ai pas honte de l'avouer, j'ai commencé par des vicieux. Sans les mettre obligatoirement dans mon lit. Comme en tout le reste, il fallait marcher. Je n'avais pas le choix.

Le téléphone. Toujours lui.

Petit animal gris, lien ultime avec une oreille attentive et un cœur dans la nuit. Plein de gens se moquent de ces correspondants anonymes qui appellent des animateurs de radio, des messageries pour jeter un pont entre leur désert et quelque oasis ignorée. Pas moi. Je l'ai fait.

En ce début des années quatre-vingt, qui m'a parlé pour la première fois du « réseau »? Qui m'a fourni les codes d'accès qui, de toute manière, n'avaient de confidentiel que le nom?

Le principe était simple et gratuit. On appelait certains numéros où l'on découvrait un correspondant ou une correspondante qui avait les mêmes problèmes que vous.

– Allô?

C'est la nuit, très tard que ça se passe. Quelqu'un a dit

qu'aux heures nocturnes, on ne pensait pas, on ne sentait et on n'agissait pas pareil que le jour. Les choses que nous avions à dire n'auraient sans doute pas pu passer nos lèvres en plein soleil.

Une voix timide, un peu cassée, craintive. On n'a jamais la conscience tout à fait tranquille quand on a trop souffert.

– Allô, c'est Patrick...

– Anne à l'appareil.

Il se tait. Je plonge.

– J'ai trente-deux ans. Je suis grosse. Très grosse. Tu vois ce que je veux dire ?

– Je vois.

– Ça ne te gêne pas ?

– Non.

Il a tout dit dans cette négation. Je sens, je sais qu'il n'est pas là pour parler. C'est à moi de prendre mes responsabilités.

– Tu veux mon adresse ?

Il dit « oui », qu'il habite tout près, c'est une chance, qu'il va venir tout de suite. Je raccroche. Laisse errer mes yeux sur le combiné. Que me réserve sa visite ?

Moi, je n'ai pas peur. Comme pour tout le reste, j'irai jusqu'au bout. Quitte à souffrir, à me trouver en face de la pire des déceptions, du danger... Eddy, dans ce moment-là, est toujours dans un autre lieu. Il dort, gamin innocent et candide, dans ma chambre de jeune fille, à Savigny, loin...

Si ce Patrick – est-ce seulement son nom ? – s'en prenait à moi...

Je me suis levée.

J'ai entrouvert la porte d'entrée. Je me suis recoiffée. Assise sur un siège, face à celui qui va se présenter dans quelques minutes.

Ces minutes, la pendule les égrène, interminables.

Dans la maison c'est le silence. Quelque chose d'épais, de tellement dense que j'ai l'impression maintenant d'avoir basculé dans une autre dimension. Comme dans ces feuilletons où soudain le héros se retrouve dans un autre univers où l'air n'est plus le même, où errent des monstres invisibles et sournois.

La porte... C'est lui... Patrick.

Il ne dit rien. Il doit m'observer, me jauger, me soupeser... Je sais qu'il me voit parfaitement à contre-jour avec la lumière que j'ai disposée sur la gauche. C'est comme si je me montrais nue à lui.

Il avance. Son pas sur le parquet qui grince. A chaque fois, c'est la même chose. Je regrette ce que je fais. Une peur mauvaise, cellulaire. Moi non plus, ma conscience n'est pas tout à fait tranquille.

Il n'est pas très grand, Patrick. Brun. Dans la semi-pénombre, sa peau mate brille vaguement. Il a de petits yeux dont la couleur m'échappe. Dommage. Je tiens les yeux pour le miroir d'un être.

Plutôt maigrichon. Non, je ne l'apprécie pas à la manière d'un marchand de bestiaux. Trop musclé, s'il devenait violent, j'aurais plus de peine à me défendre.

– Bonsoir Patrick.

– Bonsoir Anne.

Il s'assoit. Accepte un café sans conviction, pour s'occuper les mains, je pense. On essaie d'échanger quelques mots. Enfin moi, j'essaie. Lui, c'est un mur. Seuls ses yeux parlent. Ils me palpent de toutes parts. Pour eux, je n'existe pas. Je ne suis que graisse, tas de suif à pétrir, à malaxer jusqu'à en perdre le souffle.

J'ai compris.

– Pourquoi es-tu venu ?

Il ne répond pas. Du moins des lèvres. Son léger mouvement des paumes est éloquent. Je dis :

– Moi, j'avais besoin de parler.

Bras ballants, il s'est levé pour quitter les lieux. Lui n'a rien à dire. Il veut assouvir. Quel besoin ? Quelle pulsion ? Quel flux impérieux le pousse vers des filles comme moi ?

Des Patrick, j'en ai reçu des dizaines. Je n'exagère pas. Je n'ai jamais réussi à analyser leur impossible obsession. J'avoue sans honte, pourquoi mentirais-je, qu'il m'est arrivé de me laisser dévêtir, aimer...

Ils étaient comme les autres. Doux et violents, timides ou excessifs. Toujours tristes après l'amour.

Durant six mois, des personnages de toutes sortes, de tous acabits ont défilé dans ce minable deux-pièces de Villeneuve. Ces voix de la nuit venaient prendre corps chez moi. Avec certains, nous avons dialogué des heures. Ils sont repartis moins angoissés qu'ils n'étaient venus. Ils m'ont laissée plus sereine. Nous nous revoyons parfois, bien des années plus tard.

D'autres étaient fous. Mythomanes. Faux agents de la D.S.T. Faux contrôleurs des illusions perdues. L'un ou l'autre était armé. J'ai eu peur sur le coup. Et puis, j'ai vite appris que celui qui exhibe une arme est bien plus épouvanté que celle qu'il menace.

Mon corps disgracié, je l'ai donné, oui, dix fois, vingt fois, plus... Comment aurais-je pu tenir des comptes de cet invraisemblable épisode de ma vie ?

Il m'est arrivé d'éprouver du plaisir. Pourquoi pas ? De la souffrance aussi. Mais je n'ai jamais eu la sensation de me laisser souiller.

L'enveloppe de mon vieux corps se vidait aussi de cette manière. On a les thérapies qu'on peut. Patrick, Éric, Jean-Michel et tous les autres dont j'ai oublié les noms, dont il ne reste qu'une voix dans la nuit à mon oreille, je vais vous surprendre, je vous remercie.

A votre manière, vous avez déplié les ailes du papillon qui dormait encore en moi. Vous êtes partie intégrante de mon destin. Je ne vous renie pas.

Où êtes-vous ?

Puissiez-vous avoir, comme j'ai essayé de le faire un peu, jeté aux orties les incertitudes, les complexes, les frustrations que l'existence avait accumulés en vous comme une lie malsaine ! C'est mon vœu le plus cher. Nous étions frères et sœur en exclusion. Nous le sommes toujours un peu. C'est pour vous, aussi, que j'ai avancé.

Aujourd'hui, je sors la tête de l'eau.

Et le reste avec !

Ce n'est pas peu dire, le reste. C'est gros. Énorme. Pansu. Mais ça vit. Ça aime. Ça parvient, tant bien que mal, à atteindre la part de bonheur à laquelle tout être humain a droit.

Je me bats. Rien n'est jamais gagné.

L'avenir, c'est d'abord mon métier. Jouer, pour moi, c'est exister, vibrer, faire rêver.

J'ai des projets plein la tête, des bouillonnements dans mon ventre à faire jaillir, des envies de sport, de danse, de chanson et puis et puis...

Demain est un jour nouveau.

Télévision, interviews, presse... j'ai maintenant les moyens effectifs de parler, de hurler s'il le faut, pour toutes les années où l'on m'a forcée à me taire. Pour tous ceux ou toutes celles qui vivent leur poids ou n'importe quel autre handicap physique dans l'exclusion.

Pour les réunir, nous donner à tous et à toutes les armes de notre ambition légitime, nous avons créé une association, Allegro Fortissimo. Une de plus. Et alors ? Plus on est de fous, plus on existe, non ? L'union fait la force.

Au sein d'Allegro Fortissimo, nous organisons des permanences où l'on peut parler et écouter. Nous tentons d'ouvrir quelques brèches dans le mur de l'indifférence. C'est peu. C'est au moins un peu.

A ma façon, par mon métier, j'essaie de servir à

quelque chose. J'ai défilé – en robe de mariée! – pour des couturiers, comme Saint Mart Guilet, Lecoannet-Héman... J'ai aidé à organiser, à La Cigale et au Central, le premier grand défilé de mode de « gros »; cassant les images toutes faites, valorisant des beautés différentes, il a été télédiffusé au Canada, aux États-Unis, au Maroc, au Japon... J'ai prêté ma tête pour les photos de coiffure de Jean-Claude Biguine, et mon corps pour Virgin Megastore... Je ne porte aucun drapeau. Je ne me bats, avec les autres, que contre ceux qui m'attaquent et contre cet immobilisme meurtrier des idées toutes faites, des préjugés, des arrière-pensées, de tout ce qui nous condamne.

A ma manière, humblement, dans mon coin, jusqu'à vous, sur mes petites jambes boulottes, hypertrophiées, parfois tremblantes et mal assurées, j'ai marché.

Beaucoup marché.

Et j'ai conscience qu'il me reste encore un interminable chemin à couvrir avant de me laisser aller au sommeil.

Passagère clandestine

Cachée derrière une larme,
comme un somnambule éveillé
j'ai vécu sans exister,
marché sans avancer,
ressenti sans expliquer.
Passagère clandestine à bord
du décor de mon corps,
dans l'océan de mes rondeurs
je me suis perdue, perdue
en moi-même, enlisée
dans mes propres sables
pareille à l'araignée du soir
prisonnière de sa toile.
Ombre parmi les ombres,
désespérée de ne plus espérer,
toute chargée de pudeur,
chavirée de complexes, j'ai
du coin de mes ténèbres
surpris, tel un petit génie
enfermé dans sa bouteille,
l'espoir, échoué sur la plate-
forme de mes formes.

FABIENNE CARA

Cet ouvrage a été réalisé par la
SOCIÉTÉ NOUVELLE FIRMIN-DIDOT
Mesnil-sur-l'Estrée
pour le compte des Éditions Fixot
64, rue Pierre-Charron, 75008 Paris
en avril 1991

Imprimé en France
Dépôt légal: 1991 -- N° d'impression : 17579
ISBN : 2-87645-112-3
50-63-5589-01